# Cuina sense sodi 2023

# Delicioses receptes baixes en sodi per a una vida saludable

## Marta Sans

# Taula de continguts

Fregir verdures de mostassa ................................................................. 11
Barreja de bok choi ............................................................................ 12
Barreja de mongetes verdes i albergínia ............................................. 13
Barreja d'olives i carxofes .................................................................. 14
Dip de pebre de cúrcuma ................................................................... 15
unta de llenties .................................................................................. 16
Nous torrades .................................................................................... 17
Quadrats de nabius ............................................................................ 18
barres de coliflor ................................................................................ 19
Bols amb ametlles i llavors ................................................................. 20
Patates fregides ................................................................................. 21
Cale Dip ............................................................................................. 22
xips de remolatxa .............................................................................. 23
Dip de carbassó ................................................................................. 24
barreja de llavors i poma ................................................................... 25
Untat de carbassa .............................................................................. 26
espinacs per untar ............................................................................. 27
Salsa d'oliva i coriandre ..................................................................... 28
Dip de cibulet i remolatxa .................................................................. 29
salsa de cogombre ............................................................................. 30
Dip de cigrons .................................................................................... 31
salsa d'olives ..................................................................................... 32
Dip de ceba de coco ........................................................................... 33
Dip de pinyons i coco ......................................................................... 34

Salsa de rúcula i cogombre ................................................................. 35

salsa de formatge ................................................................................ 36

Dip de iogurt de pebre vermell ........................................................... 37

Salsa de coliflor .................................................................................... 38

unta de gambes .................................................................................... 39

salsa de préssec .................................................................................... 40

xips de pastanaga ................................................................................. 41

Picades d'espàrrecs .............................................................................. 42

Petxines de figues al forn .................................................................... 43

Salsa de col i gambes ........................................................................... 44

Llesques d'alvocat ................................................................................ 45

salsa de llimona .................................................................................... 46

Dip de moniato .................................................................................... 47

Salsa de mongetes ............................................................................... 48

Salsa de mongetes verdes ................................................................... 49

pastanaga unta .................................................................................... 50

Dip de tomàquet .................................................................................. 51

closques de salmó ................................................................................ 52

Salsa de tomàquet i blat de moro ...................................................... 53

Bolets al forn ........................................................................................ 54

untar les mongetes ............................................................................. 55

Salsa de coriandre i fonoll ................................................................... 56

Picades de cols de Brussel·les ............................................................. 57

Picades de nous balsàmics .................................................................. 58

xips de rave .......................................................................................... 59

Amanida de porros i gambes .............................................................. 60

salsa de porros ..................................................................................... 61

| | |
|---|---|
| herba de pebre vermell | 62 |
| Untar d'alvocat | 63 |
| salsa de blat de moro | 64 |
| tiges de mongetes | 65 |
| Barreja de llavors de carbassa i xips de poma | 66 |
| Dip de iogurt de tomàquet | 67 |
| Bols de remolatxa de caiena | 68 |
| Bols de nous i pacanes | 69 |
| Muffins de julivert i salmó | 70 |
| pilotes d'esquaix | 71 |
| Pells de ceba perla de formatge | 72 |
| barres de bròquil | 73 |
| Salsa de pinya i tomàquet | 74 |
| Barreja de gall dindi i carxofes | 75 |
| Barreja de gall dindi d'orenga | 77 |
| Pollastre a la taronja | 78 |
| All Turquia i bolets | 79 |
| Paella de pollastre i olives | 80 |
| Barreja de préssec de gall dindi balsàmic | 81 |
| Pollastre al coco i espinacs | 82 |
| Barreja de pollastre i espàrrecs | 84 |
| Turquia i bròquil cremós | 85 |
| Barreja de pollastre i mongetes verdes d'anet | 86 |
| Carbassó de pollastre i xili | 87 |
| Barreja de pollastre d'alvocat | 89 |
| Türkiye i bok choy | 90 |
| Pollastre amb barreja de ceba vermella | 91 |

gall dindi calent i arròs ............................................................................. 92

Porro de llimona i pollastre ..................................................................... 94

Turquia amb barreja de col ..................................................................... 95

Pollastre amb pebrots ............................................................................. 97

Salsa de Mostassa de Pollastre .............................................................. 99

Barreja de pollastre i api ....................................................................... 100

gall dindi amb llima amb patates .......................................................... 102

Pollastre amb mostassa ........................................................................ 104

Pollastre al forn i pomes ....................................................................... 105

Pollastre Chipotle .................................................................................. 107

herbes gall dindi .................................................................................... 109

Salsa de pollastre i gingebre ................................................................. 111

pollastre i blat de moro .......................................................................... 112

gall dindi al curri i quinoa ...................................................................... 113

gall dindi i xirivia de comí ...................................................................... 114

Cigrons de gall dindi i coriandre ........................................................... 115

Turquia amb fesols i olives ................................................................... 117

Quinoa de pollastre i tomàquet ............................................................. 118

Ales de pollastre amb pebre de Jamaica ............................................. 119

Pollastre i pèsols ................................................................................... 120

Bròquil de gall dindi i comí .................................................................... 121

clau de pollastre .................................................................................... 122

Pollastre amb carxofes de gingebre ..................................................... 123

Barreja de gall dindi i pebre en gra ....................................................... 124

Cuixes de pollastre i verdures de romaní ............................................. 125

Pollastre amb pastanaga i col ............................................................... 127

Entrepà d'albergínia i gall dindi ............................................................. 128

Tortilles fàcils de gall dindi i carbassons .................................................. 130

Pollastre amb pebrots i albergínies sofregit ............................................ 132

Turquia al forn amb vinagre balsàmic ..................................................... 133

Barreja de gall dindi Cheddar .................................................................. 134

gall dindi parmesà .................................................................................. 135

Barreja cremosa de pollastre i gambes ................................................... 136

Barreja de gall dindi d'alfàbrega i espàrrecs picants ............................... 137

Medley d'anacard de gall dindi ............................................................... 138

Turquia i baies ......................................................................................... 139

Pit de pollastre amb cinc espècies .......................................................... 140

Turquia amb verdures especiades .......................................................... 141

Pollastre i bolets de xili ........................................................................... 142

Chili de pollastre i carxofes amb tomàquet ............................................ 143

Barreja de pollastre i remolatxa ............................................................. 145

Amanida de gall dindi amb api ............................................................... 146

Barrejar les cuixes de pollastre i el raïm ................................................. 147

Turquia i ordi llimona ............................................................................. 147

Turquia amb barreja de remolatxa i rave ............................................... 149

Barreja d'all de porc ............................................................................... 150

Carn de porc amb pebre vermell amb pastanaga .................................. 151

Carn de porc al gingebre i ceba .............................................................. 152

Porc de comí .......................................................................................... 154

Barreja de porc i verdures ...................................................................... 155

Paella De Porc De Farigola ..................................................................... 156

Porc de Marduix i Carbassó .................................................................... 157

Porc Especiat .......................................................................................... 159

Porc de coco i api ................................................................................... 160

Barrejar la carn de porc i els tomàquets junts .................................................. 161

Costelles de porc a la sàlvia ............................................................................. 163

Carn de porc tailandesa i albergínies ................................................................ 164

porc i ceba de llima .......................................................................................... 165

Porc balsàmic ................................................................................................... 166

Pesto de porc ................................................................................................... 168

Pebrots de porc i julivert ................................................................................... 169

Barreja de comí i xai ......................................................................................... 170

Carn de porc amb raves i mongetes verdes ..................................................... 171

Xai de fonoll i bolets ......................................................................................... 172

Sofregit de porc i espinacs ............................................................................... 173

Porc amb alvocats ............................................................................................ 175

Barreja de porc i poma ..................................................................................... 176

Costelles De Porc De Canyella ........................................................................ 178

Costelles de porc de coco ................................................................................ 179

Carn de porc amb barreja de préssec .............................................................. 180

Xai de cacau i raves ......................................................................................... 181

Carxofes i carxofes amb llimona ...................................................................... 182

Carn de porc amb salsa de coriandre ............................................................... 184

Carn de porc amb barreja de mango ................................................................ 186

Porc de romaní i moniatos de llimona .............................................................. 187

Carn de porc amb cigrons ................................................................................ 188

Costelles de xai amb kale ................................................................................. 189

Xai Chili ............................................................................................................ 190

Porc amb pebre vermell porro .......................................................................... 191

Costelles de porc i pèsols de neu ..................................................................... 192

blat de moro de porc i menta ............................................................................ 193

xai d'anet .................................................................................................... 194

Costelles de porc de pebre vermell i olives ............................................ 195

Costelles de xai italianes .................................................................... 196

Arròs de porc i orenga ........................................................................ 197

boletes de porc ................................................................................... 198

porc i escarola .................................................................................... 199

Rave de porc i cibulet ......................................................................... 200

Sofregiu mandonguilles de menta i espinacs ........................................ 201

Mandonguilles i salsa de coco ............................................................. 203

Carn de porc i cúrcuma i llenties ......................................................... 205

paella de xai ....................................................................................... 206

Porc amb remolatxa ............................................................................ 207

xai i col .............................................................................................. 208

Xai amb blat de moro i okra ................................................................ 209

Porc amb mostassa i estragó ............................................................... 210

Carn de porc amb brots i tàperes ......................................................... 211

Porc amb cols de Brussel·les ............................................................... 212

Barreja de carn de porc i mongetes verdes picants ............................... 213

Xai amb quinoa .................................................................................. 214

Paella de xai i bok choi ....................................................................... 215

# Fregir verdures de mostassa

**Temps de preparació: 10 minuts**
**Temps de cocció: 12 minuts**
**Racions: 4**

**Ingredients:**
- 6 tasses de mostassa
- 2 cullerades d'oli d'oliva
- 2 cebes tendra, picades
- ½ tassa de crema de coco
- 2 cullerades de pebre vermell dolç
- Pebre negre al gust

**indicacions:**
1. Escalfeu una paella amb l'oli a foc mitjà-alt, afegiu-hi la ceba, el pebre vermell i el pebre negre, remeneu-ho i sofregiu-ho durant 3 minuts.
2. Afegiu-hi la mostassa i la resta d'ingredients, remeneu-ho, deixeu-ho coure 9 minuts més, repartiu-los en plats i serviu-los com a guarnició.

**Alimentació:** Calories 163, greixos 14,8, fibra 4,9, carbohidrats 8,3, proteïnes 3,6

# Barreja de bok choi

**Temps de preparació: 10 minuts**
**Temps de cocció: 12 minuts**
**Racions: 4**

**Ingredients:**
- 1 cullerada d'oli d'alvocat
- 1 cullerada de vinagre balsàmic
- 1 ceba groga, picada
- 1 lliura de bok choy, triturat
- 1 culleradeta de comí mòlt
- 1 cullerada d'aminoàcids de coco
- ¼ tassa de brou vegetal baix en sodi
- Pebre negre al gust

**indicacions:**
1. Escalfeu una paella amb l'oli a foc mitjà-alt, afegiu-hi la ceba, el comí i el pebre negre, remeneu-ho i deixeu-ho coure 3 minuts.
2. Afegiu-hi el pak choi i la resta d'ingredients, remeneu-ho, deixeu-ho coure uns 8-9 minuts més, repartiu-los entre plats i serviu-los com a guarnició.

**Alimentació:** Calories 38, greixos 0,8, fibra 2, carbohidrats 6,5, proteïnes 2,2

# Barreja de mongetes verdes i albergínia

**Temps de preparació:** 4 minuts
**Temps de cocció:** 40 minuts
**Racions:** 4

**Ingredients:**
- 1 lliura de mongetes verdes, tallades i tallades a la meitat
- 1 albergínia petita, tallada a trossos grans
- 1 ceba groga, picada
- 2 cullerades d'oli d'oliva
- 2 cullerades de suc de llima
- 1 culleradeta de pebre vermell fumat
- ¼ tassa de brou vegetal baix en sodi
- Pebre negre al gust
- ½ culleradeta d'orenga, seca

**indicacions:**
1. En una paella, combineu les mongetes verdes amb l'albergínia i altres ingredients, tireu-les, poseu-les al forn, enforneu-les a 390 graus F durant 40 minuts, transferiu-les als plats i serviu-les com a plat lateral.

**Alimentació:** Calories 141, greixos 7,5, fibra 8,9, carbohidrats 19, proteïnes 3,7

# Barreja d'olives i carxofes

Temps de preparació: 5 minuts
Temps de refredament: 0 minuts
Racions: 4

**Ingredients:**

- 10 unces de cors de carxofa en conserva, sense sal afegida, escorreguts i tallats per la meitat
- 1 tassa d'olives negres, sense pinyol i tallades a rodanxes
- 1 cullerada de tàperes, escorregudes
- 1 tassa d'olives verdes, sense pinyol i tallades a rodanxes
- 1 cullerada de julivert, picat
- Pebre negre al gust
- 2 cullerades d'oli d'oliva
- 2 cullerades de vinagre de vi negre
- 1 cullerada de cibulet, picat

**indicacions:**

1. Barrejar les carxofes amb les olives i la resta d'ingredients en una amanida, tirar i servir com a guarnició.

**Alimentació:** Calories 138, greixos 11, fibra 5,1, carbohidrats 10, proteïnes 2,7

# Dip de pebre de cúrcuma

**Temps de preparació:** 4 minuts
**Temps de cocció:** 0 minuts
**Racions:** 4

**Ingredients:**
- 1 culleradeta de cúrcuma en pols
- 1 tassa de crema de coco
- 14 unces de pebrots vermells, sense sal afegida, picats
- suc de ½ llimona
- 1 cullerada de cibulet, picat

**indicacions:**
1. Barregeu els pebrots amb la cúrcuma i la resta d'ingredients excepte el cibulet a la batedora, tritureu-los bé, divideu-los en bols i serviu de berenar amb el cibulet espolvorat per sobre.

**Alimentació:** Calories 183, greixos 14,9, fibra 3. Glúcids 12,7, proteïnes 3,4

# unta de llenties

**Temps de preparació: 5 minuts**
**Temps de cocció: 0 minuts**
**Racions: 4**

**Ingredients:**
- 14 unces de llenties en conserva, escorregudes, sense sal afegit, esbandides
- suc d'1 llimona
- 2 grans d'all, picats
- 2 cullerades d'oli d'oliva
- ½ tassa de coriandre, picat

**indicacions:**
1. Barregeu les llenties amb l'oli i la resta d'ingredients en una batedora, tritureu-les bé, repartiu-les entre bols i serviu com a untable de festa.

**Alimentació:** Calories 416, greixos 8,2, fibra 30,4, carbohidrats 60,4, proteïnes 25,8

# Nous torrades

**Temps de preparació: 5 minuts**
**Temps de cocció: 15 minuts**
**Racions: 8**

**Ingredients:**
- ½ culleradeta de pebre vermell fumat
- ½ culleradeta de xili en pols
- ½ culleradeta d'all en pols
- 1 cullerada d'oli d'alvocat
- Un polsim de pebre de caiena
- 14 unces de nous

**indicacions:**
1. Escampeu les nous en una safata de forn folrada de pergamí, afegiu-hi el pebre vermell i altres ingredients, tireu-les i enforneu-les a 410 graus F durant 15 minuts.
2. Abocar en bols i servir com a berenar.

**Alimentació:** Calories 311, greixos 29,6, fibra 3,6, carbohidrats 5,3, proteïnes 12

# Quadrats de nabius

**Temps de preparació:** 3 hores i 5 minuts

**Temps de cocció: 0 minuts**
**Racions: 4**

## Ingredients:
- 2 unces de crema de coco
- 2 cullerades de farina de civada
- 2 cullerades de coco, triturat
- 1 tassa de nabius

## indicacions:
1. Barregeu la civada amb els nabius i la resta d'ingredients en una batedora, tritureu bé i repartiu-ho en una paella quadrada.

Talleu-los a quadrats i deixeu-ho refredar 3 hores abans de servir.

**Alimentació:** Calories 66, greixos 4,4, fibra 1,8, carbohidrats 5,4, proteïnes 0,8

# barres de coliflor

**Temps de preparació: 10 minuts**
**Temps de cocció: 30 minuts**
**Racions: 8**

**Ingredients:**
- 2 tasses de farina de blat integral
- 2 culleradetes de llevat en pols
- Un polsim de pebre negre
- 2 ous, batuts
- 1 tassa de llet d'ametlla
- 1 tassa de floretes de coliflor, picades
- ½ tassa de cheddar baix en greix, ratllat

**indicacions:**
1. En un bol, barregeu la farina amb la coliflor i la resta d'ingredients i barregeu-ho bé.
2. Repartiu en una safata de forn, poseu-ho al forn, coure a 400 graus F durant 30 minuts, talleu-lo en barres i serveixi com a berenar.

**Alimentació:** Calories 430, greixos 18,1, fibra 3,7, carbohidrats 54, proteïnes 14,5

# Bols amb ametlles i llavors

**Temps de preparació:** 5 minuts
**Temps de cocció:** 10 minuts
**Racions:** 4

**Ingredients:**
- 2 tasses d'ametlles
- ¼ tassa de coco, ratllat
- 1 mango, pelat i tallat a daus
- 1 tassa de llavors de gira-sol
- esprai de cuina

**indicacions:**
1. Escampeu les ametlles, el coco, el mango i les llavors de gira-sol en una safata de forn, unteu amb esprai de cuina, llenceu-ho i enforneu-ho a 400 graus F durant 10 minuts.
2. Abocar en bols i servir com a berenar.

**Alimentació:** Calories 411, greixos 31,8, fibra 8,7, carbohidrats 25,8, proteïnes 13,3

# Patates fregides

**Temps de preparació: 10 minuts**
**Temps de cocció: 20 minuts**
**Racions: 4**

**Ingredients:**
- 4 patates daurades, pelades i tallades a rodanxes fines
- 2 cullerades d'oli d'oliva
- 1 cullerada de bitxo en pols
- 1 culleradeta de pebre vermell dolç
- 1 cullerada de cibulet, picat

**indicacions:**
1. Esteneu les patates fregides en una safata de forn folrada amb paper pergamí, afegiu-hi l'oli i altres ingredients, tireu-les, poseu-les al forn i coure a 390 graus F durant 20 minuts.
2. Abocar en bols i servir.

**Alimentació:** Calories 118, greixos 7,4, fibra 2,9, carbohidrats 13,4, proteïnes 1,3

# Cale Dip

**Temps de preparació: 10 minuts**
**Temps de cocció: 20 minuts**
**Racions: 4**

**Ingredients:**
- 1 munt de fulles de kale
- 1 tassa de crema de coco
- 1 escalunya, picada
- 1 cullerada d'oli d'oliva
- 1 culleradeta de bitxo en pols
- Un polsim de pebre negre

**indicacions:**
1. Escalfeu una paella amb l'oli a foc mitjà-alt, afegiu-hi les escalunyes, remeneu-ho i salteu-ho durant 4 minuts.
2. Afegiu-hi la kale i altres ingredients, deixeu-ho bullir i deixeu-ho coure a foc mitjà durant 16 minuts.
3. Fer puré amb una batedora de mà, dividir entre bols i servir com a berenar.

**Alimentació:** Calories 188, greixos 17,9, fibra 2,1, carbohidrats 7,6, proteïnes 2,5

# xips de remolatxa

**Temps de preparació: 10 minuts**
**Temps de cocció: 35 minuts**
**Racions: 4**

**Ingredients:**
- 2 remolatxes, pelades i tallades a rodanxes fines
- 1 cullerada d'oli d'alvocat
- 1 culleradeta de comí mòlt
- 1 culleradeta de llavors de fonoll, mòltes
- 2 culleradetes d'all, picat

**indicacions:**
1. Esteneu les xips de remolatxa en una safata de forn folrada amb paper pergamí, afegiu-hi l'oli i altres ingredients, tireu-les, poseu-les al forn i coure a 400 graus F durant 35 minuts.
2. Abocar en bols i servir com a berenar.

**Alimentació:** Calories 32, greixos 0,7, fibra 1,4, carbohidrats 6,1, proteïnes 1,1

# Dip de carbassó

Temps de preparació: 5 minuts
Temps de cocció: 10 minuts
Racions: 4

**Ingredients:**
- ½ tassa de iogurt baix en greixos
- 2 carbassons, picats
- 1 cullerada d'oli d'oliva
- 2 cebes tendra, picades
- ¼ tassa de brou vegetal baix en sodi
- 2 grans d'all, picats
- 1 cullerada d'anet, picat
- Un polsim de nou moscada, mòlta

**indicacions:**
1. Escalfeu una paella amb l'oli a foc mitjà-alt, afegiu-hi les cebes i els alls, remeneu-ho i sofregiu-ho durant 3 minuts.
2. Afegiu-hi el carbassó i la resta d'ingredients menys el iogurt, remeneu-ho, deixeu-ho coure 7 minuts més i retireu-ho del foc.
3. Afegir el iogurt, fer puré amb la batedora manual, dividir en bols i servir.

**Alimentació:** Calories 76, greixos 4,1, fibra 1,5, hidrats de carboni 7,2, proteïnes 3,4

# barreja de llavors i poma

**Temps de preparació: 10 minuts**
**Temps de cocció: 20 minuts**
**Racions: 4**

**Ingredients:**
- 2 cullerades d'oli d'oliva
- 1 culleradeta de pebre vermell fumat
- 1 tassa de llavors de gira-sol
- 1 tassa de llavors de chía
- 2 pomes, pelades i tallades a rodanxes
- ½ culleradeta de comí mòlt
- Un polsim de pebre de caiena

**indicacions:**
1. En un bol, combineu els pits amb les pomes i altres ingredients, repartiu-los en una safata de forn folrada amb pergamí, poseu-los al forn i coure a 350 graus F durant 20 minuts.
2. Abocar en bols i servir com a berenar.

**Alimentació:** Calories 222, greixos 15,4, fibra 6,4, carbohidrats 21,1, proteïnes 4

# Untat de carbassa

**Temps de preparació: 5 minuts**
**Temps de cocció: 0 minuts**
**Racions: 4**

**Ingredients:**
- 2 tasses de carn de carbassa
- ½ tassa de llavors de carbassa
- 1 cullerada de suc de llimona
- 1 cullerada de pasta de sèsam
- 1 cullerada d'oli d'oliva

**indicacions:**
1. Barregeu la carbassa amb les llavors i la resta d'ingredients en una batedora, tritureu-ho bé, repartiu-ho entre bols i serviu com a untable de festa.

**Alimentació:** Calories 162, greixos 12,7, fibra 2,3, carbohidrats 9,7, proteïnes 5,5

# espinacs per untar

**Temps de preparació:** 10 minuts
**Temps de cocció:** 20 minuts
**Racions:** 4

**Ingredients:**
- 1 lliura d'espinacs, picats
- 1 tassa de crema de coco
- 1 tassa de mozzarella baixa en greix, triturada
- Un polsim de pebre negre
- 1 cullerada d'anet, picat

**indicacions:**
1. En una cassola de forn, combineu els espinacs amb la nata i altres ingredients, remeneu-ho bé, poseu-ho al forn i poseu-ho al forn a 400 graus F durant 20 minuts.
2. Abocar en bols i servir.

**Alimentació:** Calories 186, greixos 14,8, fibra 4,4, carbohidrats 8,4, proteïnes 8,8

# Salsa d'oliva i coriandre

**Temps de preparació:** 5 minuts
**Temps de cocció:** 0 minuts
**Racions:** 4

**Ingredients:**
- 1 ceba vermella, picada
- 1 tassa d'olives negres, sense pinyol i tallades a la meitat
- 1 cogombre, tallat a daus
- ¼ tassa de coriandre, picat
- Un polsim de pebre negre
- 2 cullerades de suc de llima

**indicacions:**
1. Barregeu les olives amb el cogombre i la resta d'ingredients en un bol, tireu-les i serviu-les fredes com a berenar.

**Alimentació:** Calories 64, greixos 3,7, fibra 2,1, carbohidrats 8,4, proteïnes 1,1

# Dip de cibulet i remolatxa

**Temps de preparació: 5 minuts**
**Temps de cocció: 25 minuts**
**Racions: 4**

**Ingredients:**
- 2 cullerades d'oli d'oliva
- 1 ceba vermella, picada
- 2 cullerades de cibulet, picat
- Un polsim de pebre negre
- 1 remolatxa, pelada i picada
- 8 unces de formatge cremós baix en greix
- 1 tassa de crema de coco

**indicacions:**
1. Escalfem una paella amb l'oli a foc mitjà, afegim la ceba i sofregim durant 5 minuts.
2. Afegiu-hi la resta d'ingredients i deixeu-ho coure durant 20 minuts més, remenant sovint.
3. Col·loqueu la mescla en una batedora, barregeu bé, dividiu-la en bols i serviu.

**Alimentació:** Calories 418, greixos 41,2, fibra 2,5, carbohidrats 10, proteïnes 6,4

# salsa de cogombre

**Temps de preparació: 5 minuts**
**Temps de cocció: 0 minuts**
**Racions: 4**

**Ingredients:**
- 1 lliura de cogombres tallats a daus
- 1 alvocat, pelat, amb pedra i tallat a daus
- 1 cullerada de tàperes, escorregudes
- 1 cullerada de cibulet, picat
- 1 ceba vermella petita, tallada a daus
- 1 cullerada d'oli d'oliva
- 1 cullerada de vinagre balsàmic

**indicacions:**
1. En un bol, barregeu els cogombres amb l'alvocat i la resta d'ingredients, remeneu-los, dividiu-los en tasses petites i serviu.

**Alimentació:** Calories 132, greixos 4,4, fibra 4, carbohidrats 11,6, proteïnes 4,5

# Dip de cigrons

**Temps de preparació: 5 minuts**
**Temps de cocció: 0 minuts**
**Racions: 4**

**Ingredients:**
- 1 cullerada d'oli d'oliva
- 1 cullerada de suc de llimona
- 1 cullerada de pasta de sèsam
- 2 cullerades de cibulet, picat
- 2 cebes tendra, picades
- 2 tasses de cigrons en conserva, sense sal, escorreguts i esbandits

**indicacions:**
1. Barregeu els cigrons amb l'oli i la resta d'ingredients excepte el cibulet a la batedora, tritureu bé, dividiu-los en bols, ruixeu-ho amb el cibulet i serviu.

**Alimentació:** Calories 280, greixos 13,3, fibra 5,5, carbohidrats 14,8, proteïnes 6,2

# salsa d'olives

**Temps de preparació:** 4 minuts
**Temps de cocció:** 0 minuts
**Racions:** 4

**Ingredients:**
- 2 tasses d'olives negres, sense pinyol i picades
- 1 tassa de menta, picada
- 2 cullerades d'oli d'alvocat
- ½ tassa de crema de coco
- ¼ tassa de suc de llima
- Un polsim de pebre negre

**indicacions:**
1. Combina les olives amb la menta i altres ingredients a la batedora, tritura-ho bé, divideix-les en bols i serveix.

**Alimentació:** Calories 287, greixos 13,3, fibra 4,7, carbohidrats 17,4, proteïnes 2,4

# Dip de ceba de coco

**Temps de preparació: 5 minuts**
**Temps de cocció: 0 minuts**
**Racions: 4**

**Ingredients:**
- 4 cebes tendra, picades
- 1 escalunya, picada
- 1 cullerada de suc de llima
- Un polsim de pebre negre
- 2 unces de formatge mozzarella baix en greix, triturat
- 1 tassa de crema de coco
- 1 cullerada de julivert, picat

**indicacions:**
1. Tritureu la ceba tendra amb l'escalunya i la resta d'ingredients en una batedora, tritureu-ho bé, dividiu-les en bols petits i serviu com a salsa de festa.

**Alimentació:** Calories 271, greixos 15,3, fibra 5, carbohidrats 15,9, proteïnes 6,9

# Dip de pinyons i coco

**Temps de preparació: 5 minuts**
**Temps de cocció: 0 minuts**
**Racions: 4**

**Ingredients:**
- 8 unces de crema de coco
- 1 cullerada de pinyons, picats
- 2 cullerades de julivert, picat
- Un polsim de pebre negre

**indicacions:**
1. En un bol, barregem la nata amb els pinyons i la resta d'ingredients, batem bé, dividim en bols i servim.

**Alimentació:** Calories 281, greixos 13, fibra 4,8, carbohidrats 16, proteïnes 3,56

# Salsa de rúcula i cogombre

**Temps de preparació: 5 minuts**
**Temps de cocció: 0 minuts**
**Racions: 4**

**Ingredients:**
- 4 cebes tendra, picades
- 2 tomàquets, tallats a daus
- 4 cogombres, tallats a daus
- 1 cullerada de vinagre balsàmic
- 1 tassa de fulles de rúcula infantil
- 2 cullerades de suc de llimona
- 2 cullerades d'oli d'oliva
- Un polsim de pebre negre

**indicacions:**
1. Barregeu la ceba tendra amb els tomàquets i la resta d'ingredients en un bol, remeneu-ho, dividiu-los en bols petits i serviu de berenar.

**Alimentació:** Calories 139, greixos 3,8, fibra 4,5, carbohidrats 14, proteïnes 5,4

# salsa de formatge

**Temps de preparació: 5 minuts**
**Temps de cocció: 0 minuts**
**Racions: 6**

**Ingredients:**
- 1 cullerada de menta, picada
- 1 cullerada d'orenga, picada
- 10 unces de formatge cremós sense greixos
- ½ tassa de gingebre, tallat a rodanxes
- 2 cullerades d'aminoàcids de coco

**indicacions:**
1. Barregeu el formatge crema amb el gingebre i la resta d'ingredients a la batedora, tritureu bé, divideu-lo en tasses petites i serviu.

**Alimentació:** Calories 388, greixos 15,4, fibra 6, carbohidrats 14,3, proteïnes 6

# Dip de iogurt de pebre vermell

**Temps de preparació: 5 minuts**
**Temps de cocció: 0 minuts**
**Racions: 4**

**Ingredients:**
- 3 tasses de iogurt baix en greix
- 2 cebes tendra, picades
- 1 culleradeta de pebre vermell dolç
- ¼ tassa d'ametlles, picades
- ¼ tassa d'anet, picat

**indicacions:**
1. En un bol, barregeu el iogurt amb les cebes i la resta d'ingredients, bateu-ho, repartiu-lo entre bols i serviu.

**Alimentació:** Calories 181, greixos 12,2, fibra 6, carbohidrats 14,1, proteïnes 7

# Salsa de coliflor

**Temps de preparació:** 5 minuts
**Temps de cocció:** 0 minuts
**Racions:** 4

**Ingredients:**
- 1 lliura de flors de coliflor, blanquejades
- 1 tassa d'olives Kalamata, sense pinyol i tallades a la meitat
- 1 tassa de tomàquets cherry, a la meitat
- 1 cullerada d'oli d'oliva
- 1 cullerada de suc de llima
- Un polsim de pebre negre

**indicacions:**
1. Barrejar la coliflor amb les olives i la resta d'ingredients en un bol, tirar i servir.

**Alimentació:** Calories 139, greixos 4, fibra 3,6, carbohidrats 5,5, proteïnes 3,4

# unta de gambes

**Temps de preparació: 5 minuts**
**Temps de cocció: 0 minuts**
**Racions: 4**

**Ingredients:**
- 8 unces de crema de coco
- 1 lliura de gambes, cuites, pelades, desvenades i picades
- 2 cullerades d'anet, picat
- 2 cebes tendra, picades
- 1 cullerada de coriandre, picat
- Un polsim de pebre negre

**indicacions:**
1. En un bol, barregeu les gambes amb la nata i la resta d'ingredients, bateu-les i serviu com a untable de festa.

**Alimentació:** Calories 362, greixos 14,3, fibra 6, carbohidrats 14,6, proteïnes 5,9

# salsa de préssec

**Temps de preparació: 4 minuts**
**Temps de cocció: 0 minuts**
**Racions: 4**

**Ingredients:**
- 4 préssecs, pelats i tallats a daus
- 1 tassa d'olives Kalamata, sense pinyol i tallades a la meitat
- 1 alvocat, sense pinyol, pelat i tallat a daus
- 1 tassa de tomàquets cherry, a la meitat
- 1 cullerada d'oli d'oliva
- 1 cullerada de suc de llima
- 1 cullerada de coriandre, picat

**indicacions:**
1. Barrejar els préssecs amb les olives i la resta d'ingredients en un bol, remenar bé i servir freds.

**Alimentació:** Calories 200, greixos 7,5, fibra 5, carbohidrats 13,3, proteïnes 4,9

# xips de pastanaga

**Temps de preparació:** 10 minuts
**Temps de cocció:** 20 minuts
**Racions:** 4

**Ingredients:**
- 4 pastanagues, a rodanxes fines
- 2 cullerades d'oli d'oliva
- Un polsim de pebre negre
- 1 culleradeta de pebre vermell dolç
- ½ culleradeta de cúrcuma en pols
- Un polsim de flocs de pebre vermell

**indicacions:**
1. En un bol, combineu les pastanagues xips amb l'oli i altres ingredients i tireu-les per combinar.
2. Esteneu les patates fregides en una safata de forn folrada amb pergamí, enforneu-les a 400 graus F durant 25 minuts, dividiu-les en bols i serviu-les com a berenar.

**Alimentació:** Calories 180, greixos 3, fibra 3,3, carbohidrats 5,8, proteïnes 1,3

# Picades d'espàrrecs

**Temps de preparació:** 4 minuts
**Temps de cocció:** 20 minuts
**Racions:** 4

**Ingredients:**
- 2 cullerades d'oli de coco, fos
- 1 lliura d'espàrrecs, tallats i tallats a la meitat
- 1 culleradeta d'all en pols
- 1 culleradeta de romaní sec
- 1 culleradeta de bitxo en pols

**indicacions:**
1. Llenceu els espàrrecs en un bol amb l'oli i altres ingredients, remeneu-los, repartiu-los en una safata de forn folrada amb pergamí i enforneu-los a 200 graus F durant 20 minuts.
2. Abocar en bols i servir fred com a berenar.

**Alimentació:** Calories 170, greixos 4,3, fibra 4, carbohidrats 7, proteïnes 4,5

# Petxines de figues al forn

**Temps de preparació: 4 minuts**
**Temps de cocció: 12 minuts**
**Racions: 4**

**Ingredients:**
- 8 figues, a la meitat
- 1 cullerada d'oli d'alvocat
- 1 culleradeta de nou moscada, mòlta

**indicacions:**
1. En una paella, tireu les figues amb l'oli i la nou moscada, remeneu-les i enforneu-les a 400 graus F durant 12 minuts.
2. Dividiu les figues en bols petits i serviu-les com a berenar.

**Alimentació:** Calories 180, greixos 4,3, fibra 2, carbohidrats 2, proteïnes 3,2

# Salsa de col i gambes

**Temps de preparació:** 5 minuts
**Temps de cocció:** 6 minuts
**Racions:** 4

**Ingredients:**
- 2 tasses de col vermella, ratllada
- 1 lliura de gambes, pelades i desvenades
- 1 cullerada d'oli d'oliva
- Un polsim de pebre negre
- 2 cebes tendra, picades
- 1 tassa de tomàquets, tallats a daus
- ½ culleradeta d'all en pols

**indicacions:**
1. Escalfeu una paella amb l'oli a foc mitjà-alt, afegiu-hi les gambes, remeneu-les i sofregiu-les 3 minuts per cada costat.
2. Barrejar la col amb les gambes i la resta d'ingredients en un bol, tirar, dividir en bols petits i servir.

**Alimentació:** Calories 225, greixos 9,7, fibra 5,1, carbohidrats 11,4, proteïnes 4,5

# Llesques d'alvocat

**Temps de preparació: 5 minuts**
**Temps de cocció: 10 minuts**
**Racions: 4**

**Ingredients:**
- 2 alvocats, pelats, pelats i tallats a rodanxes
- 1 cullerada d'oli d'alvocat
- 1 cullerada de suc de llima
- 1 culleradeta de coriandre, mòlt

**indicacions:**
1. Esteneu les falques d'alvocat en una safata de forn folrada amb pergamí, afegiu-hi l'oli i altres ingredients, tireu-ho i enforneu a 300 graus F durant 10 minuts.
2. Abocar en tasses i servir com a berenar.

**Alimentació:** Calories 212, greix 20,1, fibra 6,9, carbohidrats 9,8, proteïna 2

# salsa de llimona

**Temps de preparació: 4 minuts**
**Temps de cocció: 0 minuts**
**Racions: 4**

**Ingredients:**
- 1 tassa de formatge cremós baix en greix
- Pebre negre al gust
- ½ tassa de suc de llimona
- 1 cullerada de coriandre, picat
- 3 grans d'all, picats

**indicacions:**
1. Combina la crema de formatge amb el suc de llimona i la resta d'ingredients al processador d'aliments, batem bé, dividim en bols i servim.

**Alimentació:** Calories 213, greixos 20,5, fibra 0,2, carbohidrats 2,8, proteïnes 4,8

# Dip de moniato

**Temps de preparació: 10 minuts**
**Temps de cocció: 40 minuts**
**Racions: 4**

**Ingredients:**
- 1 tassa de moniatos, pelats i tallats a daus
- 1 cullerada de brou vegetal baix en sodi
- esprai de cuina
- 2 cullerades de crema de coco
- 2 culleradetes de romaní sec
- Pebre negre al gust

**indicacions:**
1. En una cassola de forn, combineu les patates amb el brou i altres ingredients, remeneu-ho, coure al forn a 365 graus F durant 40 minuts, afegiu-ho a la batedora, tritureu bé, dividiu-lo en bols petits i serviu-ho.

**Alimentació:** Calories 65, greixos 2,1, fibra 2, carbohidrats 11,3, proteïnes 0,8

# Salsa de mongetes

**Temps de preparació:** 5 minuts
**Temps de cocció:** 0 minuts
**Racions:** 4

**Ingredients:**
- 1 tassa de mongetes negres en conserva, sense sal, escorregudes
- 1 tassa de mongetes vermelles en conserva, sense sal, escorregudes
- 1 culleradeta de vinagre balsàmic
- 1 tassa de tomàquets cherry, tallats a daus
- 1 cullerada d'oli d'oliva
- 2 escalunyes, picades

**indicacions:**
1. Barregeu les mongetes amb el vinagre i la resta d'ingredients en un bol, tireu-les i serviu-les com a berenar de festa.

**Alimentació:** Calories 362, greixos 4,8, fibra 14,9, carbohidrats 61, proteïnes 21,4

# Salsa de mongetes verdes

**Temps de preparació: 10 minuts**
**Temps de cocció: 10 minuts**
**Racions: 4**

**Ingredients:**
- 1 lliura de mongetes verdes, tallades i tallades a la meitat
- 1 cullerada d'oli d'oliva
- 2 culleradetes de tàperes, escorregudes
- 6 unces d'olives verdes, sense pinyol i tallades a rodanxes
- 4 grans d'all, picats
- 1 cullerada de suc de llima
- 1 cullerada d'orenga, picada
- Pebre negre al gust

**indicacions:**
1. Escalfeu una paella amb l'oli a foc mitjà, afegiu-hi els alls i les mongetes verdes, remeneu-ho i deixeu-ho coure 3 minuts.
2. Afegiu-hi els ingredients restants, remeneu-ho, deixeu-ho coure 7 minuts més, dividiu-los en tasses petites i serviu-los freds.

**Alimentació:** Calories 111, greixos 6,7, fibra 5,6, carbohidrats 13,2, proteïnes 2,9

# pastanaga unta

**Temps de preparació:** 10 minuts
**Temps de cocció:** 30 minuts
**Racions:** 4

**Ingredients:**
- 1 lliura de pastanagues, pelades i picades
- ½ tassa de nous, picades
- 2 tasses de brou vegetal baix en sodi
- 1 tassa de crema de coco
- 1 cullerada de romaní, picat
- 1 culleradeta d'all en pols
- ¼ de culleradeta de pebre vermell fumat en pols

**indicacions:**
1. En una cassola petita, combineu les pastanagues amb el brou, les nous i la resta d'ingredients excepte la nata i el romaní, remeneu-ho, deixeu-ho bullir a foc mitjà-alt, deixeu-ho coure 30 minuts, escorreu-ho i poseu-ho a la batedora.
2. Afegiu-hi la nata, tritureu bé, repartiu-ho entre bols, empolvoreu romaní i serviu.

**Alimentació:** Calories 201, greixos 8,7, fibra 3,4, carbohidrats 7,8, proteïnes 7,7

# Dip de tomàquet

**Temps de preparació:** 10 minuts
**Temps de cocció:** 10 minuts
**Racions:** 4

**Ingredients:**
- 1 lliura de tomàquets, pelats i picats
- ½ tassa d'all, picat
- 2 cullerades d'oli d'oliva
- Un polsim de pebre negre
- 2 escalunyes, picades
- 1 culleradeta de farigola seca

**indicacions:**
1. Escalfeu una paella amb l'oli a foc mitjà-alt, afegiu-hi l'all i les escalunyes, remeneu-ho i salteu-ho durant 2 minuts.
2. Afegiu-hi els tomàquets i la resta d'ingredients, deixeu-ho coure 8 minuts més i poseu-ho a la batedora.
3. Premeu bé, divideix en tasses petites i serveix com a berenar.

**Alimentació:** Calories 232, greixos 11,3, fibra 3,9, carbohidrats 7,9, proteïnes 4,5

# closques de salmó

**Temps de preparació: 10 minuts**
**Temps de cocció: 0 minuts**
**Racions: 6**

**Ingredients:**
- 1 cullerada d'oli d'alvocat
- 1 cullerada de vinagre balsàmic
- ½ culleradeta d'orenga, seca
- 1 tassa de salmó fumat, sense sal afegit, desossat, sense pell i tallat a daus
- 1 tassa de salsa
- 4 tasses d'espinacs infantils

**indicacions:**
1. En un bol, barregeu el salmó amb la salsa i altres ingredients, remeneu-lo, dividiu-lo en tasses petites i serviu.

**Alimentació:** Calories 281, greixos 14,4, fibra 7,4, carbohidrats 18,7, proteïnes 7,4

# Salsa de tomàquet i blat de moro

**Temps de preparació: 4 minuts**
**Temps de cocció: 0 minuts**
**Racions: 4**

**Ingredients:**
- 3 tasses de blat de moro
- 2 tasses de tomàquets, tallats a daus
- 2 cebes tendra, picades
- 2 cullerades d'oli d'oliva
- 1 bitxo vermell, picat
- ½ cullerada de cibulet, picat

**indicacions:**
1. Barregeu els tomàquets amb el blat de moro i la resta d'ingredients en una amanida, tireu-los i serviu-los freds com a berenar.

**Alimentació:** Calories 178, greixos 8,6, fibra 4,5, carbohidrats 25,9, proteïnes 4,7

# Bolets al forn

**Temps de preparació: 10 minuts**
**Temps de cocció: 25 minuts**
**Racions: 4**

**Ingredients:**
- 1 lliura de taps de bolets petits
- 2 cullerades d'oli d'oliva
- 1 cullerada de cibulet, picat
- 1 cullerada de romaní, picat
- Pebre negre al gust

**indicacions:**
1. Col·loqueu els bolets en una paella, afegiu-hi l'oli i els ingredients restants, remeneu-los, enforneu-los a 400 graus F durant 25 minuts, dividiu-los en bols i serviu-los com a berenar.

**Alimentació:** Calories 215, greixos 12,3, fibra 6,7, carbohidrats 15,3, proteïnes 3,5

# untar les mongetes

**Temps de preparació: 5 minuts**
**Temps de cocció: 0 minuts**
**Racions: 4**

**Ingredients:**
- ½ tassa de crema de coco
- 1 cullerada d'oli d'oliva
- 2 tasses de mongetes negres en conserva, sense sal, escorregudes i esbandides
- 2 cullerades de ceba verde, picades

**indicacions:**
1. Barregeu les mongetes amb la nata i la resta d'ingredients en una batedora, tritureu-les bé, dividiu-les en bols i serviu.

**Alimentació:** Calories 311, greixos 13,5, fibra 6, carbohidrats 18,0, proteïnes 8

# Salsa de coriandre i fonoll

**Temps de preparació: 5 minuts**
**Temps de cocció: 0 minuts**
**Racions: 4**

**Ingredients:**
- 2 cebes tendra, picades
- 2 bulbs de fonoll, ratllats
- 1 bitxo verd, picat
- 1 tomàquet, picat
- 1 culleradeta de cúrcuma en pols
- 1 culleradeta de suc de llima
- 2 cullerades de coriandre, picat
- Pebre negre al gust

**indicacions:**
1. Barregeu el fonoll amb les cebes i la resta d'ingredients en una amanida, remeneu-lo, dividiu-lo en tasses i serviu.

**Alimentació:** Calories 310, greixos 11,5, fibra 5,1, carbohidrats 22,3, proteïnes 6,5

# Picades de cols de Brussel·les

**Temps de preparació: 10 minuts**
**Temps de cocció: 25 minuts**
**Racions: 4**

**Ingredients:**
- 1 lliura de cols de Brussel·les, tallades i tallades a la meitat
- 2 cullerades d'oli d'oliva
- 1 cullerada de comí mòlt
- 1 tassa d'anet, picat
- 2 grans d'all, picats

**indicacions:**
1. En una paella, tireu les cols de Brussel·les amb l'oli i altres ingredients, tireu-les i enforneu-les a 390 graus F durant 25 minuts.
2. Col·loqueu els brots en bols i serviu-los com a berenar.

**Alimentació:** Calories 270, greixos 10,3, fibra 5,2, carbohidrats 11,1, proteïnes 6

# Picades de nous balsàmics

**Temps de preparació:** 10 minuts
**Temps de cocció:** 15 minuts
**Racions:** 4

**Ingredients:**
- 2 tasses de nous
- 3 cullerades de vinagre vermell
- Un raig d'oli d'oliva
- Un polsim de pebre de caiena
- Un polsim de flocs de pebre vermell
- Pebre negre al gust

**indicacions:**
1. Repartiu les nous en una safata de forn folrada amb pergamí, afegiu-hi el vinagre i altres ingredients, remeneu i torrau a 200 graus Fahrenheit durant 15 minuts.
2. Reparteix les nous entre closques i serveix.

**Alimentació:** Calories 280, greix 12,2, fibra 2, carbohidrats 15,8, proteïna 6

# xips de rave

**Temps de preparació: 10 minuts**
**Temps de cocció: 20 minuts**
**Racions: 4**

**Ingredients:**
- 1 lliura de raves, a rodanxes fines
- Una mica de cúrcuma en pols
- Pebre negre al gust
- 2 cullerades d'oli d'oliva

**indicacions:**
1. Escampeu les xips de rave en una safata de forn folrada amb pergamí, afegiu-hi l'oli i altres ingredients, tireu-les i enforneu-les a 200 graus F durant 20 minuts.
2. Repartiu les patates fregides entre bols i serviu-les.

**Alimentació:** Calories 120, greix 8,3, fibra 1, carbohidrats 3,8, proteïna 6

# Amanida de porros i gambes

**Temps de preparació:** 4 minuts
**Temps de cocció:** 0 minuts
**Racions:** 4

**Ingredients:**
- 2 porros, tallats a rodanxes
- 1 tassa de coriandre, picat
- 1 lliura de gambes, pelades, desvenades i cuites
- suc d'1 llima
- 1 cullerada de ratlladura de llima, ratllada
- 1 tassa de tomàquets cherry, a la meitat
- 2 cullerades d'oli d'oliva
- Sal i pebre negre al gust

**indicacions:**
1. En un bol d'amanida, barregeu les gambes amb el porro i la resta d'ingredients, tireu-ho, dividiu-los en tasses petites i serviu.

**Alimentació:** Calories 280, greixos 9,1, fibra 5,2, carbohidrats 12,6, proteïnes 5

# salsa de porros

**Temps de preparació:** 5 minuts
**Temps de cocció:** 0 minuts
**Racions:** 4

**Ingredients:**
- 1 cullerada de suc de llimona
- ½ tassa de formatge cremós baix en greix
- 2 cullerades d'oli d'oliva
- Pebre negre al gust
- 4 porros, picats
- 1 cullerada de coriandre, picat

**indicacions:**
1. Barregeu el formatge cremós amb el porro i la resta d'ingredients en una batedora, tritureu-ho bé, repartiu-lo entre bols i serviu com a salsa de festa.

**Alimentació:** Calories 300, greixos 12,2, fibra 7,6, carbohidrats 14,7, proteïnes 5,6

# herba de pebre vermell

**Temps de preparació:** 5 minuts
**Temps de cocció:** 0 minuts
**Racions:** 4

**Ingredients:**
- ½ lliura de pebrot vermell, tallat a tires fines
- 3 cebes tendra, picades
- 1 cullerada d'oli d'oliva
- 2 culleradetes de gingebre, ratllat
- ½ culleradeta de romaní sec
- 3 cullerades de vinagre balsàmic

**indicacions:**
1. En un bol d'amanida, barregeu els pebrots amb la ceba i la resta d'ingredients, remeneu-los, dividiu-los en tasses petites i serviu.

**Alimentació:** Calories 160, greix 6, fibra 3, carbohidrats 10,9, proteïna 5,2

# Untar d'alvocat

**Temps de preparació: 4 minuts**
**Temps de cocció: 0 minuts**
**Racions: 4**

**Ingredients:**
- 2 cullerades d'anet, picat
- 1 escalunya, picada
- 2 grans d'all, picats
- 2 alvocats, pelats, amb pinyols i picats
- 1 tassa de crema de coco
- 2 cullerades d'oli d'oliva
- 2 cullerades de suc de llima
- Pebre negre al gust

**indicacions:**
1. Tritureu els alvocats amb les escalunyes, l'all i la resta d'ingredients en una batedora, tritureu bé, dividiu-los en bols petits i serviu de berenar.

**Alimentació:** Calories 300, greixos 22,3, fibra 6,4, carbohidrats 42, proteïnes 8,9

# salsa de blat de moro

**Temps de preparació: 30 minuts**
**Temps de cocció: 0 minuts**
**Racions: 4**

**Ingredients:**
- Un polsim de pebre de caiena
- Un polsim de pebre negre
- 2 tasses de blat de moro
- 1 tassa de crema de coco
- 2 cullerades de suc de llimona
- 2 cullerades d'oli d'alvocat

**indicacions:**
1. Barregeu el blat de moro amb la nata i la resta d'ingredients en una batedora, tritureu-ho bé, repartiu-lo entre bols i serviu-lo com a salsa de festa.

**Alimentació:** Calories 215, greixos 16,2, fibra 3,8, carbohidrats 18,4, proteïnes 4

# tiges de mongetes

**Temps de preparació:** 2 hores
**Temps de cocció:** 0 minuts
**Racions:** 12

**Ingredients:**
- 1 tassa de mongetes negres en conserva, sense sal, escorregudes
- 1 tassa de flocs de coco, sense sucre
- 1 tassa de mantega baixa en greix
- ½ tassa de llavors de chía
- ½ tassa de crema de coco

**indicacions:**
1. Barregeu les mongetes amb els flocs de coco i la resta d'ingredients a la batedora, tritureu-les bé, repartiu-les en una paella quadrada, premeu, refrigereu 2 hores, talleu-les en barres mitjanes i serviu.

**Alimentació:** Calories 141, greixos 7, fibra 5, carbohidrats 16,2, proteïnes 5

# Barreja de llavors de carbassa i xips de poma

**Temps de preparació: 10 minuts**
**Temps de cocció: 2 hores**
**Racions: 4**

**Ingredients:**
- esprai de cuina
- 2 culleradetes de nou moscada, mòlta
- 1 tassa de llavors de carbassa
- 2 pomes, pelades i tallades a rodanxes fines

**indicacions:**
1. Col·loqueu les llavors de carbassa i els xips de poma en una safata de forn folrada amb pergamí, espolvoreu-ho amb nou moscada, unteu-ho amb esprai, poseu-ho al forn i enforneu-ho a 300 graus F durant 2 hores.
2. Abocar en bols i servir com a berenar.

**Alimentació:** Calories 80, greixos 0, fibra 3, carbohidrats 7, proteïnes 4

# Dip de iogurt de tomàquet

**Temps de preparació:** 5 minuts
**Temps de cocció:** 0 minuts
**Racions:** 4

**Ingredients:**
- 2 tasses de iogurt grec sense greix
- 1 cullerada de julivert, picat
- ¼ tassa de tomàquets en conserva, sense sal, picats
- 2 cullerades de cibulet, picat
- Pebre negre al gust

**indicacions:**
1. Barrejar el iogurt amb el julivert i la resta d'ingredients en un bol, batre bé, dividir en bols petits i servir com a salsa de festa.

**Alimentació:** Calories 78, greixos 0, fibra 0,2, carbohidrats 10,6, proteïnes 8,2

# Bols de remolatxa de caiena

**Temps de preparació:** 10 minuts
**Temps de cocció:** 35 minuts
**Racions:** 2

**Ingredients:**
- 1 culleradeta de pebre de caiena
- 2 remolatxes, pelades i tallades a daus
- 1 culleradeta de romaní sec
- 1 cullerada d'oli d'oliva
- 2 culleradetes de suc de llima

**indicacions:**
1. En una paella, tireu els trossos de remolatxa amb el pebre de caiena i altres ingredients, tireu-los, poseu-los al forn, rostiu-los a 355 graus F durant 35 minuts, dividiu-los en bols petits i serviu-los com a berenar.

**Alimentació:** Calories 170, greixos 12,2, fibra 7, carbohidrats 15,1, proteïnes 6

# Bols de nous i pacanes

**Temps de preparació:** 10 minuts
**Temps de cocció:** 10 minuts
**Racions:** 4

**Ingredients:**
- 2 tasses de nous
- 1 tassa de pacanes, picades
- 1 culleradeta d'oli d'alvocat
- ½ culleradeta de pebre vermell dolç

**indicacions:**
1. Escampeu el raïm i les pacanes en una safata de forn folrada, afegiu-hi l'oli i el pebre vermell, remeneu-ho i enforneu-ho a 400 graus F durant 10 minuts.
2. Abocar en bols i servir com a berenar.

**Alimentació:** Calories 220, greixos 12,4, fibra 3, carbohidrats 12,9, proteïnes 5,6

# Muffins de julivert i salmó

**Temps de preparació: 10 minuts**
**Temps de cocció: 25 minuts**
**Racions: 4**

**Ingredients:**

- 1 tassa de formatge mozzarella baix en greix, ratllat
- 8 unces de salmó fumat sense pell, desossat i picat
- 1 tassa de farina d'ametlla
- 1 ou, batut
- 1 culleradeta de julivert, sec
- 1 gra d'all, picat
- Pebre negre al gust
- esprai de cuina

**indicacions:**

1. En un bol, combineu el salmó amb la mozzarella i la resta d'ingredients excepte l'esprai de cuina i barregeu-ho bé.
2. Dividiu aquesta barreja en un motlle de magdalena untat amb esprai de cuina, coure al forn a 375 graus F durant 25 minuts i serveix com a berenar.

**Alimentació:** Calories 273, greixos 17, fibra 3,5, carbohidrats 6,9, proteïnes 21,8

# pilotes d'esquaix

**Temps de preparació:** 10 minuts
**Temps de cocció:** 20 minuts
**Racions:** 8

**Ingredients:**
- Un raig d'oli d'oliva
- 1 carbassa gran, pelada i picada
- 2 cullerades de coriandre, picat
- 2 ous, batuts
- ½ tassa de farina de blat integral
- Pebre negre al gust
- 2 escalunyes, picades
- 2 grans d'all, picats

**indicacions:**
1. En un bol, barregeu la carbassa amb el coriandre i la resta d'ingredients excepte l'oli, remeneu-ho bé i formeu boles mitjanes.
2. Col·loqueu-los en una safata de forn folrada de pergamí, unteu-los amb oli, coure a 400 graus F durant 10 minuts per cada costat, dividiu-los en bols i serviu-los.

**Alimentació:** Calories 78, greixos 3, fibra 0,9, carbohidrats 10,8, proteïnes 2,7

# Pells de ceba perla de formatge

**Temps de preparació:** 10 minuts
**Temps de cocció:** 30 minuts
**Racions:** 8

**Ingredients:**
- 20 cebes perles blanques, pelades
- 3 cullerades de julivert, picat
- 1 cullerada de cibulet, picat
- Pebre negre al gust
- 1 tassa de mozzarella baixa en greix, ratllada
- 1 cullerada d'oli d'oliva

**indicacions:**
1. Repartiu les cebes perles en una safata de forn folrada amb paper de forn, afegiu-hi l'oli, el julivert, el cibulet i el pebre negre i tireu-ho.
2. Espolvorear la mozzarella per sobre, coure a 390 graus F durant 30 minuts, dividir en bols i servir freda com a berenar.

**Alimentació:** Calories 136, greixos 2,7, fibra 6, carbohidrats 25,9, proteïnes 4,1

# barres de bròquil

**Temps de preparació:** 10 minuts
**Temps de cocció:** 25 minuts
**Racions:** 8

**Ingredients:**
- 1 lliura de flors de bròquil, picades
- ½ tassa de formatge mozzarella baix en greix, ratllat
- 2 ous, batuts
- 1 culleradeta d'orenga, seca
- 1 culleradeta d'alfàbrega, seca
- Pebre negre al gust

**indicacions:**
1. Barregeu el bròquil amb el formatge i la resta d'ingredients en un bol, remeneu-ho bé, repartiu-lo en una paella rectangular i premeu bé el fons.
2. Posar al forn a 380 graus F, coure 25 minuts, tallar en barres i servir fred.

**Alimentació:** Calories 46, greixos 1,3, fibra 1,8, carbohidrats 4,2, proteïnes 5

# Salsa de pinya i tomàquet

**Temps de preparació:** 10 minuts
**Temps de cocció:** 40 minuts
**Racions:** 4

**Ingredients:**
- 20 unces de pinya en conserva, escorreguda i tallada a daus
- 1 tassa de tomàquets secs, tallats a daus
- 1 cullerada d'alfàbrega, picada
- 1 cullerada d'oli d'alvocat
- 1 culleradeta de suc de llima
- 1 tassa d'olives negres, sense pinyol i tallades a rodanxes
- Pebre negre al gust

**indicacions:**
1. Barrejar la pinya tallada a daus amb els tomàquets i la resta d'ingredients en un bol, tirar, dividir en tasses més petites i servir com a berenar.

**Alimentació:** Calories 125, greixos 4,3, fibra 3,8, carbohidrats 23,6, proteïnes 1,5

# Barreja de gall dindi i carxofes

**Temps de preparació:** 5 minuts
**Temps de cocció:** 25 minuts
**Racions:** 4

**Ingredients:**
- 2 cullerades d'oli d'oliva
- 1 pit de gall dindi, sense pell, desossat i tallat a rodanxes
- Un polsim de pebre negre
- 1 cullerada d'alfàbrega, picada
- 3 grans d'all, picats
- 14 unces de carxofes en conserva, sense sal afegida, picades
- 1 tassa de crema de coco
- ¾ tassa de mozzarella baixa en greix, tallada

**indicacions:**
1. Escalfeu una paella amb l'oli a foc mitjà, afegiu-hi la carn, l'all i el pebre negre, remeneu-ho i deixeu-ho coure 5 minuts.
2. Afegiu la resta d'ingredients excepte el formatge, remeneu-ho i deixeu-ho coure a foc mitjà-alt durant 15 minuts.
3. Escampar el formatge per sobre, coure 5 minuts més, disposar en plats i servir.

**Alimentació:** Calories 300, greixos 22,2, fibra 7,2, carbohidrats 16,5, proteïnes 13,6

# Barreja de gall dindi d'orenga

**Temps de preparació:** 10 minuts
**Temps de cocció:** 30 minuts
**Racions:** 4

**Ingredients:**
- 2 cullerades d'oli d'alvocat
- 1 ceba vermella, picada
- 2 grans d'all, picats
- Un polsim de pebre negre
- 1 cullerada d'orenga, picada
- 1 pit de gall dindi gran, sense pell, desossat i tallat a daus
- 1 ½ tassa de brou de vedella baix en sodi
- 1 cullerada de cibulet, picat

**indicacions:**
1. Escalfeu una paella amb l'oli a foc mitjà-alt, afegiu-hi la ceba, remeneu-ho i sofregiu-ho durant 3 minuts.
2. Afegiu-hi l'all i la carn, remeneu-ho i deixeu-ho coure 3 minuts més.
3. Afegiu-hi la resta d'ingredients, remeneu-ho, deixeu-ho coure tot a foc mitjà durant 25 minuts, repartiu-lo en plats i serviu.

**Alimentació:** Calories 76, greixos 2,1, fibra 1,7, carbohidrats 6,4, proteïnes 8,3

# Pollastre a la taronja

Temps de preparació: 10 minuts
Temps de cocció: 35 minuts
Racions: 4

**Ingredients:**
- 1 cullerada d'oli d'alvocat
- 1 lliura de pits de pollastre, sense pell, desossats i a la meitat
- 2 grans d'all, picats
- 2 escalunyes, picades
- ½ tassa de suc de taronja
- 1 cullerada de ratlladura de taronja, ratllada
- 3 cullerades de vinagre balsàmic
- 1 culleradeta de romaní, picat

**indicacions:**
1. Escalfeu una paella amb l'oli a foc mitjà-alt, afegiu-hi les escalunyes i els alls, remeneu-ho i salteu-ho durant 2 minuts.
2. Afegiu-hi la carn, remeneu-ho suaument i deixeu-ho coure 3 minuts més.
3. Afegiu la resta d'ingredients, remeneu-ho, poseu la paella al forn i coure a 340 graus F durant 30 minuts.
4. Repartir en plats i servir.

**Alimentació:** Calories 159, greixos 3,4, fibra 0,5, carbohidrats 5,4, proteïnes 24,6

# All Turquia i bolets

**Temps de preparació:** 10 minuts
**Temps de cocció:** 40 minuts
**Racions:** 4

**Ingredients:**
- 1 pit de gall dindi, desossada, sense pell i tallada a daus
- ½ lliura de bolets blancs, a la meitat
- 1/3 tassa d'aminoàcids de coco
- 2 grans d'all, picats
- 2 cullerades d'oli d'oliva
- Un polsim de pebre negre
- 2 cebes tendra, picades
- 3 cullerades de salsa d'all
- 1 cullerada de romaní, picat

**indicacions:**
1. Escalfeu una paella amb l'oli a foc mitjà-alt, afegiu-hi la ceba tendra, la salsa d'all i l'all i sofregiu-ho durant 5 minuts.
2. Afegiu la carn i sofregiu-ho 5 minuts més.
3. Afegiu la resta dels ingredients, poseu-ho al forn i coure a 390 graus F durant 30 minuts.
4. Reparteix la barreja entre plats i serveix.

**Alimentació:** Calories 154, greixos 8,1, fibra 1,5, carbohidrats 11,5, proteïnes 9,8

# Paella de pollastre i olives

**Temps de preparació:** 10 minuts
**Temps de cocció:** 25 minuts
**Racions:** 4

**Ingredients:**
- 1 lliura de pits de pollastre, sense pell, desossats i tallats a daus grossos
- Un polsim de pebre negre
- 1 cullerada d'oli d'alvocat
- 1 ceba vermella, picada
- 1 tassa de llet de coco
- 1 cullerada de suc de llimona
- 1 tassa d'olives Kalamata, sense pinyol i tallades a rodanxes
- ¼ tassa de coriandre, picat

**indicacions:**
1. Escalfem una paella amb l'oli a foc mitjà-alt, afegim la ceba i la carn i sofregim durant 5 minuts.
2. Afegiu-hi la resta d'ingredients, remeneu-ho, deixeu-ho bullir i deixeu-ho coure a foc mitjà durant 20 minuts més.
3. Repartir en plats i servir.

**Alimentació:** Calories 409, greixos 26,8, fibra 3,2, carbohidrats 8,3, proteïnes 34,9

# Barreja de préssec de gall dindi balsàmic

**Temps de preparació:** 10 minuts
**Temps de cocció:** 25 minuts
**Racions:** 4

**Ingredients:**
- 1 cullerada d'oli d'alvocat
- 1 pit de gall dindi, sense pell, desossat i tallat a rodanxes
- Un polsim de pebre negre
- 1 ceba groga, picada
- 4 préssecs, pelats i tallats a rodanxes
- ¼ tassa de vinagre balsàmic
- 2 cullerades de cibulet, picat

**indicacions:**
1. Escalfeu una paella amb l'oli a foc mitjà-alt, afegiu-hi la carn i la ceba, remeneu-ho i sofregiu-ho durant 5 minuts.
2. Afegiu-hi els ingredients restants, excepte el cibulet, remeneu-ho suaument i enforneu-ho a 390 graus F durant 20 minuts.
3. Repartiu-ho tot entre plats i serviu-ho escampat amb cibulet.

**Alimentació:** Calories 123, greixos 1,6, fibra 3,3, carbohidrats 18,8, proteïnes 9,1

# Pollastre al coco i espinacs

**Temps de preparació: 10 minuts**
**Temps de cocció: 25 minuts**
**Racions: 4**

**Ingredients:**
- 1 cullerada d'oli d'alvocat
- 1 lliura de pits de pollastre sense pell, desossats i tallats a daus
- ½ culleradeta d'alfàbrega, seca
- Un polsim de pebre negre
- ¼ tassa de brou vegetal baix en sodi
- 2 tasses d'espinacs infantils
- 2 escalunyes, picades
- 2 grans d'all, picats
- ½ culleradeta de pebre vermell dolç
- 2/3 tassa de crema de coco
- 2 cullerades de coriandre, picat

**indicacions:**
1. Escalfem una paella amb l'oli a foc mitjà, afegim la carn, l'alfàbrega, el pebre negre i sofregim durant 5 minuts.
2. Afegiu-hi les escalunyes i els alls i deixeu-ho coure 5 minuts més.
3. Afegiu-hi la resta d'ingredients, remeneu-ho, deixeu-ho bullir i deixeu-ho coure a foc mitjà-alt durant 15 minuts més.
4. Disposar en plats i servir calent.

**Alimentació:** Calories 237, greixos 12,9, fibra 1,6, carbohidrats 4,7, proteïnes 25,8

# Barreja de pollastre i espàrrecs

**Temps de preparació:** 10 minuts
**Temps de cocció:** 25 minuts
**Racions:** 4

**Ingredients:**
- 2 pits de pollastre, sense pell, desossats i tallats a daus
- 2 cullerades d'oli d'alvocat
- 2 cebes tendra, picades
- 1 manat d'espàrrecs, nets i tallats a la meitat
- ½ culleradeta de pebre vermell dolç
- Un polsim de pebre negre
- 14 unces de tomàquets en conserva, sense sal afegida, escorreguts i picats

**indicacions:**
1. Escalfeu una paella amb l'oli a foc mitjà-alt, afegiu-hi la carn i la ceba tendra, remeneu-ho i sofregiu-ho durant 5 minuts.
2. Afegiu-hi els espàrrecs i altres ingredients, remeneu-ho, tapeu la cassola i deixeu-ho coure a foc mitjà-alt durant 20 minuts.
3. Posar-ho tot en plats i servir.

**Alimentació:** Calories 171, greixos 6,4, fibra 2,6, carbohidrats 6,4, proteïnes 22,2

# Turquia i bròquil cremós

**Temps de preparació:** 10 minuts
**Temps de cocció:** 25 minuts
**Racions:** 4

**Ingredients:**
- 1 cullerada d'oli d'oliva
- 1 pit de gall dindi gran, sense pell, desossat i tallat a daus
- 2 tasses de flors de bròquil
- 2 escalunyes, picades
- 2 grans d'all, picats
- 1 cullerada d'alfàbrega, picada
- 1 cullerada de coriandre, picat
- ½ tassa de crema de coco

**indicacions:**
1. Escalfeu una paella amb l'oli a foc mitjà-alt, afegiu-hi la carn, les escalunyes i els alls, remeneu-ho i salteu-ho durant 5 minuts.
2. Afegiu el bròquil i altres ingredients, remeneu-ho, deixeu-ho coure a foc mitjà-alt durant 20 minuts, repartiu-lo entre plats i serviu.

**Alimentació:** Calories 165, greixos 11,5, fibra 2,1, carbohidrats 7,9, proteïnes 9,6

# Barreja de pollastre i mongetes verdes d'anet

**Temps de preparació:** 10 minuts
**Temps de cocció:** 25 minuts
**Racions:** 4

**Ingredients:**
- 2 cullerades d'oli d'oliva
- 10 unces de mongetes verdes, tallades i tallades a la meitat
- 1 ceba groga, picada
- 1 cullerada d'anet, picat
- 2 pits de pollastre, sense pell, desossats i a la meitat
- 2 tasses de salsa de tomàquet, sense sal afegida
- ½ culleradeta de flocs de pebre vermell, triturat

**indicacions:**
1. Escalfeu una paella amb l'oli a foc mitjà-alt, afegiu-hi la ceba i la carn i sofregiu-ho 2 minuts per cada costat.
2. Afegiu les mongetes verdes i altres ingredients, remeneu, poseu-ho al forn i coure a 380 graus F durant 20 minuts.
3. Col·locar als plats i servir immediatament.

**Alimentació:** Calories 391, greixos 17,8, fibra 5, carbohidrats 14,8, proteïnes 43,9

# Carbassó de pollastre i xili

**Temps de preparació:** 5 minuts
**Temps de cocció:** 25 minuts
**Racions:** 4

**Ingredients:**
- 1 lliura de pits de pollastre sense pell, desossats i tallats a daus
- 1 tassa de brou de pollastre baix en sodi
- 2 carbassons, tallats a daus grossos
- 1 cullerada d'oli d'oliva
- 1 tassa de tomàquets en conserva, sense sal, picats
- 1 ceba groga, picada
- 1 culleradeta de bitxo en pols
- 1 cullerada de coriandre, picat

**indicacions:**
1. Escalfeu una paella amb l'oli a foc mitjà-alt, afegiu-hi la carn i la ceba, remeneu-ho i sofregiu-ho durant 5 minuts.
2. Afegiu-hi el carbassó i la resta d'ingredients, remeneu-ho suaument, reduïu el foc a mig i deixeu-ho coure durant 20 minuts.
3. Posar-ho tot en plats i servir.

**Alimentació:** Calories 284, greixos 12,3, fibra 2,4, carbohidrats 8, proteïnes 35

# Barreja de pollastre d'alvocat

**Temps de preparació: 10 minuts**
**Temps de cocció: 20 minuts**
**Racions: 4**

**Ingredients:**
- 2 pits de pollastre, sense pell, desossats i a la meitat
- suc de ½ llimona
- 2 cullerades d'oli d'oliva
- 2 grans d'all, picats
- ½ tassa de brou vegetal baix en sodi
- 1 alvocat, pelat, sense pedra i tallat a rodanxes
- Un polsim de pebre negre

**indicacions:**
1. Escalfeu una paella amb l'oli a foc mitjà-alt, afegiu-hi l'all i la carn i salteu-ho 2 minuts per cada costat.
2. Afegiu-hi el suc de llimona i altres ingredients, deixeu-ho bullir i deixeu-ho coure a foc mitjà durant 15 minuts.
3. Reparteix tota la barreja entre plats i serveix.

**Alimentació:** Calories 436, greixos 27,3, fibra 3,6, carbohidrats 5,6, proteïnes 41,8

# Türkiye i bok choy

**Temps de preparació:** 10 minuts
**Temps de cocció:** 20 minuts
**Racions:** 4

**Ingredients:**
- 1 pit de gall dindi, desossat, sense pell i tallat a daus grossos
- 2 cebes tendra, picades
- 1 lliura de bok choy, triturat
- 2 cullerades d'oli d'oliva
- ½ culleradeta de gingebre, ratllat
- Un polsim de pebre negre
- ½ tassa de brou vegetal baix en sodi

**indicacions:**
1. Escalfeu una cassola amb l'oli a foc mitjà-alt, afegiu-hi la ceba tendra i el gingebre i salteu-ho durant 2 minuts.
2. Afegiu la carn i sofregiu-ho durant 5 minuts més.
3. Afegiu-hi els ingredients restants, remeneu-ho, deixeu-ho coure a foc lent durant 13 minuts més, transferiu-los als plats i serviu-los.

**Alimentació:** Calories 125, greixos 8, fibra 1,7, carbohidrats 5,5, proteïnes 9,3

# Pollastre amb barreja de ceba vermella

**Temps de preparació:** 10 minuts
**Temps de cocció:** 25 minuts
**Racions:** 4

**Ingredients:**
- 2 pits de pollastre, sense pell, desossats i tallats a daus grossos
- 3 cebes vermelles, tallades a rodanxes
- 2 cullerades d'oli d'oliva
- 1 tassa de brou vegetal baix en sodi
- Un polsim de pebre negre
- 1 cullerada de coriandre, picat
- 1 cullerada de cibulet, picat

**indicacions:**
1. Escalfeu una paella amb l'oli a foc mitjà-alt, afegiu-hi les cebes i un polsim de pebre negre i sofregiu-ho durant 10 minuts, remenant sovint.
2. Afegiu el pollastre i deixeu-ho coure 3 minuts més.
3. Afegiu-hi la resta d'ingredients, deixeu-ho bullir i deixeu-ho coure a foc mitjà-alt durant 12 minuts més.
4. Dividiu la barreja de pollastre i ceba entre plats i serviu.

**Alimentació:** Calories 364, Greixos 17,5, Fibra 2,1, Hidrats de carboni 8,8, Proteïnes 41,7

# gall dindi calent i arròs

**Temps de preparació: 10 minuts**
**Temps de cocció: 42 minuts**
**Racions: 4**

**Ingredients:**
- 1 pit de gall dindi, sense pell, desossat i tallat a daus
- 1 tassa d'arròs blanc
- 2 tasses de brou vegetal baix en sodi
- 1 culleradeta de pebre vermell picant en pols
- 2 pebrots serranos petits, picats
- 2 grans d'all, picats
- 2 cullerades d'oli d'oliva
- ½ pebrot vermell picat
- Un polsim de pebre negre

**indicacions:**
1. Escalfeu una paella amb l'oli a foc mitjà-alt, afegiu-hi els pebrots serrans i l'all i sofregiu-ho durant 2 minuts.
2. Afegir la carn i sofregir durant 5 minuts.
3. Afegiu l'arròs i altres ingredients, deixeu-ho bullir i deixeu-ho coure a foc mitjà durant 35 minuts.
4. Remenar, transferir als plats i servir.

**Alimentació**: Calories 271, Greixos 7,7, Fibra 1,7, Hidrats de carboni 42, Proteïnes 7,8

# Porro de llimona i pollastre

**Temps de preparació: 10 minuts**
**Temps de cocció: 40 minuts**
**Racions: 4**

**Ingredients:**
- 1 lliura de pits de pollastre sense pell, desossats i tallats a daus
- Un polsim de pebre negre
- 2 cullerades d'oli d'alvocat
- 1 cullerada de salsa de tomàquet, sense sal afegida
- 1 tassa de brou vegetal baix en sodi
- 4 porros, tallats gruixuts
- ½ tassa de suc de llimona

**indicacions:**
1. Escalfeu una paella amb l'oli a foc mitjà-alt, afegiu-hi els porros, remeneu-ho i salteu-ho durant 10 minuts.
2. Afegiu el pollastre i la resta d'ingredients, remeneu-ho, deixeu-ho coure a foc mitjà-alt durant 20 minuts més, transferiu-ho als plats i serviu.

**Alimentació**: Calories 199, Greixos 13,3, Fibra 5, Hidrats de carboni 7,6, Proteïnes 17,4

# Turquia amb barreja de col

**Temps de preparació: 10 minuts**
**Temps de cocció: 35 minuts**
**Racions: 4**

**Ingredients:**
- 1 pit de gall dindi gran, sense pell, desossat i tallat a daus
- 1 tassa de brou de pollastre baix en sodi
- 1 cullerada d'oli de coco, fos
- 1 col, ratllada
- 1 culleradeta de bitxo en pols
- 1 culleradeta de pebre vermell dolç
- 1 gra d'all, picat
- 1 ceba groga, picada
- Un polsim de sal i pebre negre

**indicacions:**
1. Escalfeu una paella amb l'oli a foc mitjà-alt, afegiu-hi la carn i sofregiu-ho durant 5 minuts.
2. Afegiu-hi l'all i la ceba, remeneu-ho i sofregiu-ho durant 5 minuts més.
3. Afegiu-hi la col i altres ingredients, remeneu-ho, deixeu-ho coure a foc mitjà durant 25 minuts.
4. Posar-ho tot en plats i servir.

**Alimentació:** Calories 299, greixos 14,5, fibra 5, carbohidrats 8,8, proteïnes 12,6

# Pollastre amb pebrots

**Temps de preparació:** 10 minuts
**Temps de cocció:** 30 minuts
**Racions:** 4

**Ingredients:**
- 1 lliura de pits de pollastre, sense pell, desossats i a rodanxes
- 4 cebes tendra, picades
- 1 cullerada d'oli d'oliva
- 1 cullerada de pebre vermell dolç
- 1 tassa de brou de pollastre baix en sodi
- 1 cullerada de gingebre, ratllat
- 1 culleradeta d'orenga, seca
- 1 culleradeta de comí mòlt
- 1 culleradeta de pebre de Jamaica, mòlt
- ½ tassa de coriandre, picat
- Un polsim de pebre negre

**indicacions:**
1. Escalfeu una paella amb l'oli a foc mitjà-alt, afegiu-hi la ceba tendra i la carn i sofregiu-ho durant 5 minuts.
2. Afegiu-hi els ingredients restants, remeneu-los, poseu-los al forn i enforneu-los a 390 graus F durant 25 minuts.
3. Dividiu la barreja de pollastre i ceba tendra entre els plats i serviu.

**Alimentació:**Calories 295, greixos 12,5, fibra 6,9, carbohidrats 22,4, proteïnes 15,6

# Salsa de Mostassa de Pollastre

**Temps de preparació: 10 minuts**
**Temps de cocció: 35 minuts**
**Racions: 4**

**Ingredients:**
- 1 lliura de cuixes de pollastre, desossades i sense pell
- 1 cullerada d'oli d'alvocat
- 2 cullerades de mostassa
- 1 escalunya, picada
- 1 tassa de brou de pollastre baix en sodi
- Un polsim de sal i pebre negre
- 3 grans d'all, picats
- ½ culleradeta d'alfàbrega, seca

**indicacions:**
1. Escalfeu una paella amb l'oli a foc mitjà-alt, afegiu-hi l'escalunya, l'all i el pollastre i salteu-ho durant 5 minuts.
2. Afegiu-hi la mostassa i els ingredients restants, remeneu-ho suaument, deixeu-ho bullir i deixeu-ho coure a foc mitjà durant 30 minuts.
3. Posar-ho tot en plats i servir calent.

**Alimentació:** Calories 299, greixos 15,5, fibra 6,6, carbohidrats 30,3, proteïnes 12,5

# Barreja de pollastre i api

**Temps de preparació: 10 minuts**
**Temps de cocció: 35 minuts**
**Racions: 4**

**Ingredients:**
- Un polsim de pebre negre
- 2 lliures de pits de pollastre sense pell, desossats i tallats a daus
- 2 cullerades d'oli d'oliva
- 1 tassa d'api, picat
- 3 grans d'all, picats
- 1 pebrot poblano, picat
- 1 tassa de brou vegetal baix en sodi
- 1 culleradeta de bitxo en pols
- 2 cullerades de cibulet, picat

**indicacions:**
1. Escalfeu una paella amb l'oli a foc mitjà-alt, afegiu-hi l'all, l'api i el pebre poblano, remeneu-ho i deixeu-ho coure durant 5 minuts.
2. Afegiu la carn, remeneu-ho i deixeu-ho coure 5 minuts més.
3. Afegiu-hi la resta d'ingredients excepte el cibulet, deixeu-ho bullir i deixeu-ho coure a foc mitjà durant 25 minuts més.
4. Repartiu la mescla entre plats i serviu-ho escampat amb el cibulet.

**Alimentació:** Calories 305, greixos 18, fibra 13,4, carbohidrats 22,5, proteïnes 6

# gall dindi amb llima amb patates

**Temps de preparació:** 10 minuts
**Temps de cocció:** 40 minuts
**Racions:** 4

**Ingredients:**
- 1 pit de gall dindi, sense pell, desossat i tallat a rodanxes
- 2 cullerades d'oli d'oliva
- 1 lliura de patates nadons, pelades i a la meitat
- 1 cullerada de pebre vermell dolç
- 1 ceba groga, picada
- 1 culleradeta de bitxo en pols
- 1 culleradeta de romaní sec
- 2 tasses de brou de pollastre baix en sodi
- Un polsim de pebre negre
- ratlladura d'1 llima, ratllada
- 1 cullerada de suc de llima
- 1 cullerada de coriandre, picat

**indicacions:**
1. Escalfeu una paella amb l'oli a foc mitjà, afegiu-hi la ceba, el bitxo en pols i el romaní, remeneu i sofregiu durant 5 minuts.
2. Afegiu la carn i sofregiu-ho 5 minuts més.
3. Afegiu les patates i la resta dels ingredients excepte el coriandre, remeneu-ho suaument, deixeu-ho coure a foc mitjà durant 30 minuts.
4. Repartiu la barreja entre plats i serviu-ho escampat amb coriandre.

**Alimentació:** Calories 345, greixos 22,2, fibra 12,3, carbohidrats 34,5, proteïnes 16,4

# Pollastre amb mostassa

**Temps de preparació: 10 minuts**
**Temps de cocció: 25 minuts**
**Racions: 4**

**Ingredients:**
- 2 pits de pollastre, sense pell, desossats i tallats a daus
- 3 tasses de mostassa
- 1 tassa de tomàquets en conserva, sense sal, picats
- 1 ceba vermella, picada
- 2 cullerades d'oli d'alvocat
- 1 culleradeta d'orenga, seca
- 2 grans d'all, picats
- 1 cullerada de cibulet, picat
- 1 cullerada de vinagre balsàmic
- Un polsim de pebre negre

**indicacions:**
1. Escalfem una paella amb l'oli a foc mitjà, afegim la ceba i l'all i sofregim durant 5 minuts.
2. Afegiu la carn i sofregiu-ho 5 minuts més.
3. Afegir les verdures, els tomàquets i altres ingredients, remenar, coure a foc mitjà durant 20 minuts, repartir entre plats i servir.

**Alimentació:** Calories 290, greixos 12,3, fibra 6,7, carbohidrats 22,30, proteïnes 14,3

# Pollastre al forn i pomes

**Temps de preparació: 10 minuts**
**Temps de cocció: 50 minuts**
**Racions: 4**

**Ingredients:**
- 2 lliures de cuixes de pollastre, desossades i sense pell
- 2 cullerades d'oli d'oliva
- 2 cebes vermelles, tallades a rodanxes
- Un polsim de pebre negre
- 1 culleradeta de farigola seca
- 1 culleradeta d'alfàbrega, seca
- 1 tassa de pomes verdes, sense cor i tallades a daus
- 2 grans d'all, picats
- 2 tasses de brou de pollastre baix en sodi
- 1 cullerada de suc de llimona
- 1 tassa de tomàquets, tallats a daus
- 1 cullerada de coriandre, picat

**indicacions:**
1. Escalfem una paella amb l'oli a foc mitjà-alt, afegim les cebes i els alls i sofregim durant 5 minuts.
2. Afegiu-hi el pollastre i salteu-ho durant 5 minuts més.
3. Afegiu-hi la farigola, l'alfàbrega i la resta d'ingredients, remeneu-ho suaument, poseu-ho al forn i coure a 390 graus F durant 40 minuts.
4. Dividiu la barreja de pollastre i poma entre els plats i serviu.

**Alimentació:** Calories 290, greixos 12,3, fibra 4, carbohidrats 15,7, proteïnes 10

# Pollastre Chipotle

**Temps de preparació:** 10 minuts
**Temps de cocció:** 1 hora
**Racions:** 6

**Ingredients:**
- 2 lliures de cuixes de pollastre, desossades i sense pell
- 1 ceba groga, picada
- 2 cullerades d'oli d'oliva
- 3 grans d'all, picats
- 1 cullerada de llavors de coriandre, mòltes
- 1 culleradeta de comí mòlt
- 1 tassa de brou de pollastre baix en sodi
- 4 cullerades de pasta de xile chipotle
- Un polsim de pebre negre
- 1 cullerada de coriandre, picat

**indicacions:**
1. Escalfem una paella amb l'oli a foc mitjà-alt, afegim la ceba i l'all i sofregim durant 5 minuts.
2. Afegiu la carn i sofregiu-ho durant 5 minuts més.
3. Afegiu la resta d'ingredients, introduïu-ho al forn i enforneu-ho a 390 graus F durant 50 minuts.
4. Reparteix tota la barreja entre plats i serveix.

**Alimentació:** Calories 280, greixos 12,1, fibra 6,3, carbohidrats 15,7, proteïnes 12

# herbes gall dindi

**Temps de preparació: 10 minuts**
**Temps de cocció: 35 minuts**
**Racions: 4**

**Ingredients:**
- 1 pit de gall dindi gran, desossat, sense pell i tallat a rodanxes
- 1 cullerada de cibulet, picat
- 1 cullerada d'orenga, picada
- 1 cullerada d'alfàbrega, picada
- 1 cullerada de coriandre, picat
- 2 escalunyes, picades
- 2 cullerades d'oli d'oliva
- 1 tassa de brou de pollastre baix en sodi
- 1 tassa de tomàquets, tallats a daus
- Sal i pebre negre al gust

**indicacions:**
1. Escalfeu una paella amb l'oli a foc mitjà-alt, afegiu-hi les escalunyes i la carn i sofregiu-ho durant 5 minuts.
2. Afegiu-hi el cibulet i altres ingredients, remeneu-ho, deixeu-ho coure a foc mitjà durant 30 minuts.
3. Reparteix la barreja entre plats i serveix.

**Alimentació:** Calories 290, greixos 11,9, fibra 5,5, carbohidrats 16,2, proteïnes 9

# Salsa de pollastre i gingebre

**Temps de preparació: 10 minuts**
**Temps de cocció: 35 minuts**
**Racions: 4**

**Ingredients:**
- 1 lliura de pits de pollastre sense pell, desossats i tallats a daus
- 1 cullerada de gingebre, ratllat
- 1 cullerada d'oli d'oliva
- 2 escalunyes, picades
- 1 cullerada de vinagre balsàmic
- Un polsim de pebre negre
- ¾ tassa de brou de pollastre baix en sodi
- 1 cullerada d'alfàbrega, picada

**indicacions:**
1. Escalfeu una paella amb l'oli a foc mitjà-alt, afegiu-hi l'escalunya i el gingebre, remeneu-ho i salteu-ho durant 5 minuts.
2. Afegiu la resta d'ingredients excepte el pollastre, remeneu-ho, deixeu-ho coure a foc lent i deixeu-ho coure 5 minuts més.
3. Afegiu-hi el pollastre, remeneu-ho, deixeu coure tota la mescla a foc lent durant 25 minuts, transferiu-ho a plats i serviu.

**Alimentació:** Calories 294, greixos 15,5, fibra 3, carbohidrats 15,4, proteïnes 13,1

# pollastre i blat de moro

**Temps de preparació:** 10 minuts
**Temps de cocció:** 35 minuts
**Racions:** 4

**Ingredients:**
- 2 lliures de pits de pollastre, sense pell, desossats i a la meitat
- 2 tasses de blat de moro
- 2 cullerades d'oli d'alvocat
- Un polsim de pebre negre
- 1 culleradeta de pebre vermell fumat
- 1 manat de ceba tendra, picada
- 1 tassa de brou de pollastre baix en sodi

**indicacions:**
1. Escalfeu una paella amb l'oli a foc mitjà-alt, afegiu-hi la ceba tendra, remeneu-ho i sofregiu-ho durant 5 minuts.
2. Afegiu-hi el pollastre i salteu-ho durant 5 minuts més.
3. Afegiu el blat de moro i altres ingredients, remeneu, poseu la cassola al forn i deixeu-ho coure a 390 graus F durant 25 minuts.
4. Reparteix la barreja entre plats i serveix.

**Alimentació:** Calories 270, greixos 12,4, fibra 5,2, carbohidrats 12, proteïnes 9

# gall dindi al curri i quinoa

**Temps de preparació:** 10 minuts
**Temps de cocció:** 40 minuts
**Racions:** 4

**Ingredients:**
- 1 lliura de pit de gall dindi, sense pell, desossat i tallat a daus
- 1 cullerada d'oli d'oliva
- 1 tassa de quinoa
- 2 tasses de brou de pollastre baix en sodi
- 1 cullerada de suc de llima
- 1 cullerada de julivert, picat
- Un polsim de pebre negre
- 1 cullerada de pasta de curri vermell

**indicacions:**
1. Escalfeu una paella amb l'oli a foc mitjà-alt, afegiu-hi la carn i sofregiu-ho durant 5 minuts.
2. Afegiu la quinoa i la resta dels ingredients, remeneu-ho, deixeu-ho coure a foc mitjà durant 35 minuts.
3. Posar-ho tot en plats i servir.

**Alimentació:** Calories 310, greixos 8,5, fibra 11, carbohidrats 30,4, proteïnes 16,3

# gall dindi i xirivia de comí

Temps de preparació: 10 minuts
Temps de cocció: 40 minuts
Racions: 4

**Ingredients:**
- 1 lliura de pit de gall dindi, sense pell, desossat i tallat a daus
- 2 xirivia, pelades i tallades a daus
- 2 culleradetes de comí mòlt
- 1 cullerada de julivert, picat
- 2 cullerades d'oli d'alvocat
- 2 escalunyes, picades
- 1 tassa de brou de pollastre baix en sodi
- 4 grans d'all, picats
- Un polsim de pebre negre

**indicacions:**
1. Escalfeu una paella amb l'oli a foc mitjà-alt, afegiu-hi les escalunyes i els alls i sofregiu-ho durant 5 minuts.
2. Afegiu-hi el gall dindi, remeneu-ho i deixeu-ho coure 5 minuts més.
3. Afegiu-hi la xirivia i la resta dels ingredients, remeneu-ho, deixeu-ho coure a foc mitjà durant 30 minuts més, transferiu-ho als plats i serviu-ho.

**Alimentació:** Calories 284, greixos 18,2, fibra 4, carbohidrats 16,7, proteïnes 12,

# Cigrons de gall dindi i coriandre

**Temps de preparació: 10 minuts**
**Temps de cocció: 40 minuts**
**Racions: 4**

**Ingredients:**
- 1 tassa de cigrons en conserva, sense sal, escorreguts
- 1 tassa de brou de pollastre baix en sodi
- 1 lliura de pit de gall dindi, sense pell, desossat i tallat a daus
- Un polsim de pebre negre
- 1 culleradeta d'orenga, seca
- 1 culleradeta de nou moscada, mòlta
- 2 cullerades d'oli d'oliva
- 1 ceba groga, picada
- 1 pebrot verd, picat
- 1 tassa de coriandre, picat

**indicacions:**
1. Escalfeu una paella amb l'oli a foc mitjà-alt, afegiu-hi la ceba, els pebrots i la carn i sofregiu-ho durant 10 minuts, remenant sovint.
2. Afegiu-hi els ingredients restants, remeneu-ho, deixeu-ho coure a foc mitjà-alt durant 30 minuts.
3. Reparteix la barreja entre plats i serveix.

**Alimentació:** Calories 304, greix 11,2, fibra 4,5, carbohidrats 22,2, proteïna 1

# Turquia i llenties al curri

**Temps de preparació:** 10 minuts
**Temps de cocció:** 40 minuts
**Racions:** 4

**Ingredients:**
- 2 lliures de pit de gall dindi, sense pell, desossat i tallat a daus
- 1 tassa de llenties en conserva, sense sal, escorregudes i esbandides
- 1 cullerada de pasta de curri verd
- 1 culleradeta de garam masala
- 2 cullerades d'oli d'oliva
- 1 ceba groga, picada
- 1 gra d'all, picat
- Un polsim de pebre negre
- 1 cullerada de coriandre, picat

**indicacions:**
1. Escalfeu una paella amb l'oli a foc mitjà-alt, afegiu-hi la ceba, l'all i la carn i sofregiu-ho durant 5 minuts, remenant sovint.
2. Afegiu-hi les llenties i altres ingredients, deixeu-ho bullir i deixeu-ho coure a foc mitjà durant 35 minuts.
3. Reparteix la barreja entre plats i serveix.

**Alimentació:** Calories 489, greixos 12,1, fibra 16,4, carbohidrats 42,4, proteïnes 51,

# Turquia amb fesols i olives

**Temps de preparació:** 10 minuts
**Temps de cocció:** 35 minuts
**Racions:** 4

**Ingredients:**
- 1 tassa de mongetes negres, sense sal i escorregudes
- 1 tassa d'olives verdes, sense pinyol i tallades a la meitat
- 1 lliura de pit de gall dindi, sense pell, desossat i tallat a rodanxes
- 1 cullerada de coriandre, picat
- 1 tassa de salsa de tomàquet, sense sal afegida
- 1 cullerada d'oli d'oliva

**indicacions:**
1. Unteu una cassola amb oli, disposeu-hi les rodanxes de gall dindi, afegiu-hi també la resta d'ingredients, poseu-ho al forn i enforneu a 380 graus durant 35 minuts.
2. Repartir en plats i servir.

**Alimentació:** Calories 331, greixos 6,4, fibra 9, carbohidrats 38,5, proteïnes 30,7

# Quinoa de pollastre i tomàquet

**Temps de preparació:** 10 minuts
**Temps de cocció:** 35 minuts
**Racions:** 8

**Ingredients:**
- 1 cullerada d'oli d'oliva
- 2 lliures de pits de pollastre, sense pell, desossats i a la meitat
- 1 culleradeta de romaní, mòlt
- Un polsim de sal i pebre negre
- 2 escalunyes, picades
- 1 cullerada d'oli d'oliva
- 3 cullerades de salsa de tomàquet baixa en sodi
- 2 tasses de quinoa, ja cuita

**indicacions:**
1. Escalfem una paella amb l'oli a foc mitjà-alt, afegim la carn i les escalunyes i sofregim 2 minuts per cada costat.
2. Afegiu el romaní i altres ingredients, remeneu, poseu-ho al forn i deixeu-ho coure a 370 graus durant 30 minuts.
3. Reparteix la barreja entre plats i serveix.

**Alimentació:** Calories 406, greixos 14,5, fibra 3,1, carbohidrats 28,1, proteïnes 39

# Ales de pollastre amb pebre de Jamaica

**Temps de preparació:** 10 minuts
**Temps de cocció:** 20 minuts
**Racions:** 4

**Ingredients:**
- 2 lliures d'aletes de pollastre
- 2 culleradetes de pebre de Jamaica, mòlt
- 2 cullerades d'oli d'alvocat
- 5 grans d'all, picats
- Pebre negre al gust
- 2 cullerades de cibulet, picat

**indicacions:**
1. En un bol, barregeu les ales de pollastre amb el pebre de Jamaica i la resta d'ingredients i remeneu-ho bé.
2. Col·loqueu les ales de pollastre en una paella i enforneu-les a 400 graus F durant 20 minuts.
3. Col·loqueu les ales de pollastre als plats i serviu-les.

**Alimentació:** Calories 449, greixos 17,8, fibra 0,6, carbohidrats 2,4, proteïnes 66,1

# Pollastre i pèsols

Temps de preparació: 10 minuts
Temps de cocció: 30 minuts
Racions: 4

**Ingredients:**
- 2 lliures de pits de pollastre sense pell, desossats i tallats a daus
- 2 tasses de pèsols de neu
- 2 cullerades d'oli d'oliva
- 1 ceba vermella, picada
- 1 tassa de salsa de tomàquet en conserva, sense sal afegida
- 2 cullerades de julivert, picat
- Un polsim de pebre negre

**indicacions:**
1. Escalfem una paella amb l'oli a foc mitjà, afegim la ceba i la carn i sofregim durant 5 minuts.
2. Afegiu-hi els pèsols i la resta dels ingredients, deixeu-ho bullir i deixeu-ho coure a foc mitjà durant 25 minuts.
3. Reparteix la barreja entre plats i serveix.

**Alimentació:** Calories 551, greixos 24,2, fibra 3,8, carbohidrats 11,7, proteïnes 69,4

# Bròquil de gall dindi i comí

**Temps de preparació: 10 minuts**
**Temps de cocció: 30 minuts**
**Racions: 4**

**Ingredients:**
- 1 ceba vermella, picada
- 1 lliura de pit de gall dindi, sense pell, desossat i tallat a daus
- 2 tasses de flors de bròquil
- 1 culleradeta de comí mòlt
- 3 grans d'all, picats
- 2 cullerades d'oli d'oliva
- 14 unces de llet de coco
- Un polsim de pebre negre
- ¼ tassa de coriandre, picat

**indicacions:**
1. Escalfeu una cassola amb l'oli a foc mitjà, afegiu-hi la ceba i l'all, remeneu-ho i sofregiu-ho durant 5 minuts.
2. Afegiu-hi el gall dindi, remeneu-ho i enrosseu-ho durant 5 minuts.
3. Afegiu el bròquil i la resta dels ingredients, deixeu-ho bullir a foc mitjà i deixeu-ho coure durant 20 minuts.
4. Reparteix la barreja entre plats i serveix.

**Alimentació:** Calories 438, greixos 32,9, fibra 4,7, carbohidrats 16,8, proteïnes 23,5

# clau de pollastre

**Temps de preparació:** 10 minuts
**Temps de cocció:** 30 minuts
**Racions:** 4

**Ingredients:**
- 1 lliura de pits de pollastre sense pell, desossats i tallats a daus
- 1 tassa de brou de pollastre baix en sodi
- 1 cullerada d'oli d'alvocat
- 2 culleradetes de clau mòlta
- 1 ceba groga, picada
- 2 culleradetes de pebre vermell dolç
- 3 tomàquets, tallats a daus
- Un polsim de sal i pebre negre
- ½ tassa de julivert, picat

**indicacions:**
1. Escalfem una paella amb l'oli a foc mitjà, afegim la ceba i sofregim durant 5 minuts.
2. Afegiu-hi el pollastre i salteu-ho durant 5 minuts més.
3. Afegiu-hi el brou i la resta dels ingredients, deixeu-ho bullir i deixeu-ho coure a foc mitjà-alt durant 20 minuts més.
4. Reparteix la barreja entre plats i serveix.

**Alimentació:** Calories 324, greixos 12,3, fibra 5, carbohidrats 33,10, proteïnes 22,4

# Pollastre amb carxofes de gingebre

**Temps de preparació:** 10 minuts
**Temps de cocció:** 30 minuts
**Racions:** 4

**Ingredients:**
- 2 pits de pollastre, sense pell, desossats i a la meitat
- 1 cullerada de gingebre, ratllat
- 1 tassa de tomàquets en conserva, sense sal, picats
- 10 unces de carxofes en conserva, sense sal afegida, escorregudes i tallades a quarts
- 2 cullerades de suc de llimona
- 2 cullerades d'oli d'oliva
- Un polsim de pebre negre

**indicacions:**
1. Escalfeu una paella amb l'oli a foc mitjà-alt, afegiu-hi el gingebre i les carxofes, remeneu-ho i deixeu-ho coure 5 minuts.
2. Afegiu el pollastre i deixeu-ho coure 5 minuts més.
3. Afegiu-hi la resta d'ingredients, deixeu-ho bullir i deixeu-ho coure durant 20 minuts més.
4. Posar-ho tot en plats i servir.

**Alimentació:** Calories 300, greixos 14,5, fibra 5,3, carbohidrats 16,4, proteïnes 15,1

# Barreja de gall dindi i pebre en gra

**Temps de preparació:** 10 minuts
**Temps de cocció:** 30 minuts
**Racions:** 4

## Ingredients:

- ½ cullerada de pebre negre en gra
- 1 cullerada d'oli d'oliva
- 1 lliura de pit de gall dindi, sense pell, desossat i tallat a daus
- 1 tassa de brou de pollastre baix en sodi
- 3 grans d'all, picats
- 2 tomàquets, tallats a daus
- Un polsim de pebre negre
- 2 cullerades de ceba verde, picades

## indicacions:

1. Escalfeu una paella amb l'oli a foc mitjà-alt, afegiu-hi l'all i el gall dindi i salteu-ho durant 5 minuts.
2. Afegiu-hi els grans de pebre i la resta dels ingredients, deixeu-ho bullir i deixeu-ho coure a foc mitjà durant 25 minuts.
3. Reparteix la barreja entre plats i serveix.

**Alimentació:** Calories 313, greixos 13,3, fibra 7, carbohidrats 23,4, proteïnes 16

# Cuixes de pollastre i verdures de romaní

**Temps de preparació:** 10 minuts
**Temps de cocció:** 40 minuts
**Racions:** 4

**Ingredients:**
- 2 lliures de pits de pollastre sense pell, desossats i tallats a daus
- 1 pastanaga, tallada a daus
- 1 branca d'api, picada
- 1 tomàquet, tallat a daus
- 2 cebes vermelles petites, tallades a rodanxes
- 1 carbassó, tallat a daus
- 2 grans d'all, picats
- 1 cullerada de romaní, picat
- 2 cullerades d'oli d'oliva
- Pebre negre al gust
- ½ tassa de brou vegetal baix en sodi

**indicacions:**
1. Escalfeu una paella amb l'oli a foc mitjà-alt, afegiu-hi les cebes i els alls, remeneu-ho i sofregiu-ho durant 5 minuts.
2. Afegiu-hi el pollastre, remeneu-ho i salteu-ho durant 5 minuts més.
3. Afegiu la pastanaga i altres ingredients, remeneu-ho, deixeu-ho coure a foc mitjà durant 30 minuts.
4. Reparteix la barreja entre plats i serveix.

**Alimentació:** Calories 325, greixos 22,5, fibra 6,1, carbohidrats 15,5, proteïnes 33,2

# Pollastre amb pastanaga i col

**Temps de preparació:** 10 minuts
**Temps de cocció:** 25 minuts
**Racions:** 4

## Ingredients:
- 1 lliura de pits de pollastre sense pell, desossats i tallats a daus
- 2 cullerades d'oli d'oliva
- 2 pastanagues, pelades i ratllades
- 1 culleradeta de pebre vermell dolç
- ½ tassa de brou vegetal baix en sodi
- 1 cap de col vermella, ratllada
- 1 ceba groga, picada
- Pebre negre al gust

## indicacions:
1. Escalfeu una paella amb l'oli a foc mitjà-alt, afegiu-hi la ceba, remeneu-ho i sofregiu-ho durant 5 minuts.
2. Afegiu la carn i sofregiu-ho 5 minuts més.
3. Afegiu-hi les pastanagues i altres ingredients, remeneu-ho, deixeu-ho bullir i deixeu-ho coure a foc mitjà durant 15 minuts.
4. Posar-ho tot en plats i servir.

**Alimentació:** Calories 370, greixos 22,2, fibra 5,2, carbohidrats 44,2, proteïnes 24,

# Entrepà d'albergínia i gall dindi

**Temps de preparació: 10 minuts**
**Temps de cocció: 25 minuts**
**Racions: 4**

**Ingredients:**
- 1 pit de gall dindi, sense pell, desossat i tallat en 4 trossos
- 1 albergínia, tallada en 4 làmines
- Pebre negre al gust
- 1 cullerada d'oli d'oliva
- 1 cullerada d'orenga, picada
- ½ tassa de salsa de tomàquet baixa en sodi
- ½ tassa de formatge cheddar baix en greix, ratllat
- 4 llesques de pa integral

**indicacions:**
1. Escalfeu una graella a foc mitjà-alt, afegiu-hi les rodanxes de gall dindi, feu un raig per sobre de la meitat d'oli, espolseu-hi el pebre negre, feu la graella 8 minuts per cada costat i poseu-ho a un plat.
2. Col·loqueu les rodanxes d'albergínia a la graella prèviament escalfada, aboqueu-hi l'oli restant, amaniu-ho amb pebre negre, sofregiu 4 minuts per cada costat i poseu també al plat amb les rodanxes de gall dindi.
3. Col·loqueu 2 llesques de pa sobre una superfície de treball, hi esteneu-hi formatge, poseu-hi les albergínies i les rodanxes de gall dindi per sobre, escampeu-les per sobre d'orenga, hi poseu-hi un raig de salsa i per sobre amb les altres 2 llesques de pa.
4. Col·loqueu els entrepans en plats i serviu-los.

**Alimentació:** Calories 280, greixos 12,2, fibra 6, carbohidrats 14, proteïnes 12

# Tortilles fàcils de gall dindi i carbassons

**Temps de preparació: 10 minuts**
**Temps de cocció: 20 minuts**
**Racions: 4**

**Ingredients:**
- 4 truites de blat integral
- ½ tassa de iogurt sense greix
- 1 lliura de gall dindi, pit, sense pell, desossat i tallat a tires
- 1 cullerada d'oli d'oliva
- 1 ceba vermella, tallada a rodanxes
- 1 carbassó, tallat a daus
- 2 tomàquets, tallats a daus
- Pebre negre al gust

**indicacions:**
1. Escalfeu una paella amb l'oli a foc mitjà-alt, afegiu-hi la ceba, remeneu-ho i sofregiu-ho durant 5 minuts.
2. Afegiu-hi el carbassó i els tomàquets, remeneu-ho i deixeu-ho coure 2 minuts més.
3. Afegiu el gall dindi, remeneu-ho i deixeu-ho coure durant 13 minuts més.
4. Untar el iogurt a cada truita, afegir, dividir la barreja de gall dindi i carbassó, enrotllar, disposar en plats i servir.

**Alimentació:** Calories 290, greixos 13,4, fibra 3,42, carbohidrats 12,5, proteïnes 6,9

# Pollastre amb pebrots i albergínies sofregit

**Temps de preparació:** 10 minuts
**Temps de cocció:** 25 minuts
**Racions:** 4

**Ingredients:**
- 2 pits de pollastre, sense pell, desossats i tallats a daus
- 1 ceba vermella, picada
- 2 cullerades d'oli d'oliva
- 1 albergínia, tallada a daus
- 1 pebrot vermell, tallat a daus
- 1 pebrot groc, tallat a daus
- Pebre negre al gust
- 2 tasses de llet de coco

**indicacions:**
4. Escalfeu una paella amb l'oli a foc mitjà-alt, afegiu-hi la ceba, remeneu-ho i sofregiu-ho durant 3 minuts.
5. Afegiu el pebre vermell, remeneu-ho i deixeu-ho coure 2 minuts més.
6. Afegiu-hi el pollastre i els altres ingredients, remeneu-ho, deixeu-ho coure a foc mitjà-alt durant 20 minuts més.
7. Posar-ho tot en plats i servir.

**Alimentació:** Calories 310, greixos 14,7, fibra 4, carbohidrats 14,5, proteïnes 12,6

# Turquia al forn amb vinagre balsàmic

**Temps de preparació: 10 minuts**
**Temps de cocció: 40 minuts**
**Racions: 4**

**Ingredients:**
- 1 pit de gall dindi gran, sense pell, desossat i tallat a rodanxes
- 2 cullerades de vinagre balsàmic
- 1 cullerada d'oli d'oliva
- 2 grans d'all, picats
- 1 cullerada de condiment italià
- Pebre negre al gust
- 1 cullerada de coriandre, picat

**indicacions:**
1. En una cassola, barregeu el gall dindi amb el vinagre, l'oli i altres ingredients, tireu-ho, poseu-ho al forn a 200 graus F i coure durant 40 minuts.
2. Posar-ho tot en plats i servir amb una amanida.

**Alimentació:** Calories 280, greixos 12,7, fibra 3, carbohidrats 22,1, proteïnes 14

# Barreja de gall dindi Cheddar

Temps de preparació: 10 minuts
Temps de cocció: 1 hora
Racions: 4

Ingredients:
- 1 lliura de pit de gall dindi, sense pell, desossat i tallat a rodanxes
- 2 cullerades d'oli d'oliva
- 1 tassa de tomàquets en conserva, sense sal, picats
- Pebre negre al gust
- 1 tassa de formatge cheddar sense greix, ratllat
- 2 cullerades de julivert, picat

indicacions:
1. Unteu una safata per coure amb oli, col·loqueu les rodanxes de gall dindi a la paella, repartiu-hi els tomàquets, amaniu-ho amb pebre negre, empolvoreu-ho amb formatge i julivert, poseu-ho al forn a 200 graus F i coure durant 1 hora.
2. Posar-ho tot en plats i servir.

**Alimentació:** Calories 350, greixos 13,1, fibra 4, carbohidrats 32,4, proteïnes 14,65

# gall dindi parmesà

**Temps de preparació: 10 minuts**
**Temps de cocció: 23 minuts**
**Racions: 4**

**Ingredients:**
- 1 lliura de pit de gall dindi, sense pell, desossat i tallat a daus
- 1 cullerada d'oli d'oliva
- ½ tassa de parmesà baix en greix, ratllat
- 2 escalunyes, picades
- 1 tassa de llet de coco
- Pebre negre al gust

**indicacions:**
1. Escalfeu una paella amb l'oli a foc mitjà-alt, afegiu-hi les escalunyes, remeneu-les i salteu-les durant 5 minuts.
2. Afegiu la carn, la llet de coco i el pebre negre, remeneu-ho i deixeu-ho coure a foc mitjà-alt durant 15 minuts més.
3. Afegiu-hi el parmesà, deixeu-ho coure durant 2-3 minuts, repartiu-lo en plats i serviu.

**Alimentació:** Calories 320, greixos 11,4, fibra 3,5, carbohidrats 14,3, proteïnes 11,3

# Barreja cremosa de pollastre i gambes

**Temps de preparació: 10 minuts**
**Temps de cocció: 14 minuts**
**Racions: 4**

**Ingredients:**
- 1 cullerada d'oli d'oliva
- 1 lliura de pits de pollastre sense pell, desossats i tallats a daus
- ¼ tassa de brou de pollastre baix en sodi
- 1 lliura de gambes, pelades i desvenades
- ½ tassa de crema de coco
- 1 cullerada de coriandre, picat

**indicacions:**
1. Escalfeu una paella amb l'oli a foc mitjà-alt, afegiu-hi el pollastre, remeneu-ho i salteu-ho durant 8 minuts.
2. Afegiu-hi les gambes i la resta d'ingredients, remeneu-ho, deixeu-ho coure 6 minuts més, dividiu-los en bols i serviu.

**Alimentació:** Calories 370, greixos 12,3, fibra 5,2, carbohidrats 12,6, proteïnes 8

# Barreja de gall dindi d'alfàbrega i espàrrecs picants

Temps de preparació: 10 minuts
Temps de cocció: 40 minuts
Racions: 4

Ingredients:
- 1 lliura de pit de gall dindi, sense pell i tallada a tires
- 1 tassa de crema de coco
- 1 tassa de brou de pollastre baix en sodi
- 2 cullerades de julivert, picat
- 1 manat d'espàrrecs, nets i tallats a la meitat
- 1 culleradeta de bitxo en pols
- 2 cullerades d'oli d'oliva
- Una mica de sal marina i pebre negre

indicacions:
1. Escalfeu una paella amb l'oli a foc mitjà, afegiu-hi el gall dindi i una mica de pebre negre, remeneu i deixeu-ho coure 5 minuts.
2. Afegiu-hi els espàrrecs, el xili en pols i la resta d'ingredients, remeneu-ho, deixeu-ho coure a foc mitjà-alt durant 30 minuts més.
3. Posar-ho tot en plats i servir.

**Alimentació:** Calories 290, greixos 12,10, fibra 4,6, carbohidrats 12,7, proteïnes 24

# Medley d'anacard de gall dindi

**Temps de preparació:** 10 minuts
**Temps de cocció:** 40 minuts
**Racions:** 4

**Ingredients:**
- 1 lliura de pit de gall dindi, sense pell, desossat i tallat a daus
- 1 tassa d'anacard, picades
- 1 ceba groga, picada
- ½ cullerada d'oli d'oliva
- Pebre negre al gust
- ½ culleradeta de pebre vermell dolç
- 2 i ½ cullerades de mantega d'anacard
- ¼ tassa de brou de pollastre baix en sodi
- 1 cullerada de coriandre, picat

**indicacions:**
1. Escalfeu una paella amb l'oli a foc mitjà-alt, afegiu-hi la ceba, remeneu-ho i sofregiu-ho durant 5 minuts.
2. Afegiu la carn i sofregiu-ho 5 minuts més.
3. Afegiu-hi els ingredients restants, remeneu-ho, deixeu-ho coure a foc mitjà-alt durant 30 minuts.
4. Reparteix tota la barreja entre plats i serveix.

**Alimentació:** Calories 352, greixos 12,7, fibra 6,2, carbohidrats 33,2, proteïnes 13,5

# Turquia i baies

**Temps de preparació:** 10 minuts
**Temps de cocció:** 35 minuts
**Racions:** 4

**Ingredients:**
- 2 lliures de pit de gall dindi, sense pell, desossat i tallat a daus
- 1 cullerada d'oli d'oliva
- 1 ceba vermella, picada
- 1 tassa de nabius
- 1 tassa de brou de pollastre baix en sodi
- ¼ tassa de coriandre, picat
- Pebre negre al gust

**indicacions:**
1. Escalfeu una cassola amb l'oli a foc mitjà-alt, afegiu-hi la ceba, remeneu i sofregiu durant 5 minuts.
2. Afegiu la carn, les baies i la resta d'ingredients, deixeu-ho bullir i deixeu-ho coure a foc mitjà-alt durant 30 minuts més.
3. Reparteix la barreja entre plats i serveix.

**Alimentació:** Calories 293, greixos 7,3, fibra 2,8, carbohidrats 14,7, proteïnes 39,3

# Pit de pollastre amb cinc espècies

**Temps de preparació:** 5 minuts
**Temps de cocció:** 35 minuts
**Racions:** 4

**Ingredients:**
- 1 tassa de tomàquets, picats
- 1 culleradeta de cinc espècies
- 2 meitats de pit de pollastre, sense pell, desossats i a la meitat
- 1 cullerada d'oli d'alvocat
- 2 cullerades d'aminoàcids de coco
- Pebre negre al gust
- 1 cullerada de pebrots
- 1 cullerada de coriandre, picat

**indicacions:**
1. Escalfem una paella amb l'oli a foc mitjà-alt, afegim la carn i sofregim 2 minuts per cada costat.
2. Afegiu-hi els tomàquets, Five Spice i la resta d'ingredients, deixeu-ho bullir i deixeu-ho coure a foc mitjà-alt durant 30 minuts.
3. Reparteix tota la barreja entre plats i serveix.

**Alimentació:** Calories 244, greixos 8,4, fibra 1,1, carbohidrats 4,5, proteïnes 31

# Turquia amb verdures especiades

**Temps de preparació:** 10 minuts
**Temps de cocció:** 17 minuts
**Racions:** 4

**Ingredients:**
- 1 lliura de pit de gall dindi, desossat, sense pell i tallat a daus
- 1 tassa de mostassa
- 1 cullerada de nou moscada, mòlta
- 1 cullerada de pebre de Jamaica, mòlt
- 1 ceba groga, picada
- Pebre negre al gust
- 1 cullerada d'oli d'oliva

**indicacions:**
1. Escalfem una paella amb l'oli a foc mitjà-alt, afegim la ceba i la carn i sofregim durant 5 minuts.
2. Afegiu-hi els ingredients restants, remeneu-ho, deixeu-ho coure a foc mitjà-alt durant 12 minuts més, transferiu-los als plats i serviu.

**Alimentació:** Calories 270, greixos 8,4, fibra 8,32, carbohidrats 33,3, proteïnes 9

# Pollastre i bolets de xili

**Temps de preparació:** 10 minuts
**Temps de cocció:** 20 minuts
**Racions:** 4

**Ingredients:**
- 2 pits de pollastre, sense pell, desossats i a la meitat
- ½ lliura de bolets blancs, a la meitat
- 1 cullerada d'oli d'oliva
- 1 tassa de tomàquets en conserva, sense sal, picats
- 2 cullerades d'ametlla, picades
- 2 cullerades d'oli d'oliva
- ½ culleradeta de flocs de bitxo
- Pebre negre al gust

**indicacions:**
1. Escalfeu una paella amb l'oli a foc mitjà-alt, afegiu-hi els bolets, remeneu-ho i salteu-ho durant 5 minuts.
2. Afegiu la carn, remeneu-ho i deixeu-ho coure 5 minuts més.
3. Afegiu-hi els tomàquets i altres ingredients, deixeu-ho bullir i deixeu-ho coure a foc mitjà durant 10 minuts.
4. Reparteix la barreja entre plats i serveix.

**Alimentació:** Calories 320, greix 12,2, fibra 5,3, carbohidrats 33,3, proteïna 1

# Chili de pollastre i carxofes amb tomàquet

Temps de preparació: 10 minuts
Temps de cocció: 20 minuts
Racions: 4

**Ingredients:**
- 2 bitxos vermells, picats
- 1 cullerada d'oli d'oliva
- 1 ceba groga, picada
- 1 lliura de pits de pollastre sense pell, desossats i tallats a daus
- 1 tassa de tomàquets, picats
- 10 unces de cors de carxofa en conserva, escorreguts i tallats a quarts
- Pebre negre al gust
- ½ tassa de brou de pollastre baix en sodi
- 2 cullerades de suc de llima

**indicacions:**
1. Escalfeu una paella amb l'oli a foc mitjà-alt, afegiu-hi la ceba i els xiles, remeneu-ho i sofregiu-ho durant 5 minuts.
2. Afegiu-hi la carn, remeneu-la i sofregiu-la durant 5 minuts més.
3. Afegiu-hi la resta d'ingredients, deixeu-ho bullir a foc mitjà i deixeu-ho coure durant 10 minuts.
4. Reparteix la barreja entre plats i serveix.

**Alimentació:** Calories 280, greixos 11,3, fibra 5, carbohidrats 14,5, proteïnes 13,5

# Barreja de pollastre i remolatxa

**Temps de preparació: 10 minuts**
**Temps de cocció: 0 minuts**
**Racions: 4**

**Ingredients:**
- 1 pastanaga, ratllada
- 2 remolatxes, pelades i ratllades
- ½ tassa de maionesa d'alvocat
- 1 tassa de pits de pollastre sense pell, desossats i fumats, cuits i triturats
- 1 culleradeta de cibulet, picat

**indicacions:**
1. En un bol, barregeu el pollastre amb la remolatxa i la resta d'ingredients, remeneu i serviu immediatament.

**Alimentació:** Calories 288, greixos 24,6, fibra 1,4, carbohidrats 6,5, proteïnes 14

# Amanida de gall dindi amb api

**Temps de preparació: 4 minuts**
**Temps de cocció: 0 minuts**
**Racions: 4**

**Ingredients:**
- 2 tasses de pit de gall dindi, sense pell, desossat, cuit i triturat
- 1 tassa de branques d'api, picades
- 2 cebes tendra, picades
- 1 tassa d'olives negres, sense pinyol i tallades a la meitat
- 1 cullerada d'oli d'oliva
- 1 culleradeta de suc de llima
- 1 tassa de iogurt sense greixos

**indicacions:**
1. En un bol, barregeu el gall dindi amb l'api i altres ingredients, tireu-ho i serviu-ho fred.

**Alimentació:** Calories 157, greixos 8, fibra 2, carbohidrats 10,8, proteïnes 11,5

# Barrejar les cuixes de pollastre i el raïm

**Temps de preparació:** 10 minuts
**Temps de cocció:** 40 minuts
**Racions:** 4

**Ingredients:**
- 1 pastanaga, tallada a daus
- 1 ceba groga, tallada a rodanxes
- 1 cullerada d'oli d'oliva
- 1 tassa de tomàquets, tallats a daus
- ¼ tassa de brou de pollastre baix en sodi
- 2 grans d'all, picats
- 1 lliura de cuixes de pollastre, sense pell i sense os
- 1 tassa de raïm verd
- Pebre negre al gust

**indicacions:**
1. Untem una safata de forn amb oli, hi posem les cuixes de pollastre i hi posem la resta d'ingredients per sobre.
2. Coure al forn a 390 graus F durant 40 minuts, dividiu-lo entre plats i serviu.

**Alimentació:** Calories 289, greixos 12,1, fibra 1,7, carbohidrats 10,3, proteïnes 33,9

# Turquia i ordi llimona

**Temps de preparació:** 5 minuts
**Temps de cocció:** 55 minuts
**Racions:** 4

**Ingredients:**
- 1 cullerada d'oli d'oliva
- 1 pit de gall dindi, sense pell, desossat i tallat a rodanxes
- Pebre negre al gust
- 2 branques d'api, picades
- 1 ceba vermella, picada
- 2 tasses de brou de pollastre baix en sodi
- ½ tassa d'ordi
- 1 culleradeta de ratlladura de llimona, ratllada
- 1 cullerada de suc de llimona
- 1 cullerada de cibulet, picat

**indicacions:**
1. Escalfeu una cassola amb l'oli a foc mitjà-alt, afegiu-hi la carn i la ceba, remeneu-ho i sofregiu-ho durant 5 minuts.
2. Afegiu l'api i altres ingredients, remeneu-ho, deixeu-ho a foc lent, reduïu el foc a mig, deixeu-ho coure 50 minuts, transferiu-ho a bols i serviu-ho.

**Alimentació:** Calories 150, greixos 4,5, fibra 4,9, hidrats de carboni 20,8, proteïnes 7,

# Turquia amb barreja de remolatxa i rave

**Temps de preparació:** 10 minuts
**Temps de cocció:** 35 minuts
**Racions:** 4

**Ingredients:**
- 1 pit de gall dindi, sense pell, desossat i tallat a daus
- 2 remolatxes, pelades i tallades a daus
- 1 tassa de raves, tallats a daus
- 1 ceba vermella, picada
- ¼ tassa de brou de pollastre baix en sodi
- Pebre negre al gust
- 1 cullerada d'oli d'oliva
- 2 cullerades de cibulet, picat

**indicacions:**
1. Escalfeu una paella amb l'oli a foc mitjà-alt, afegiu-hi la carn i la ceba, remeneu-ho i sofregiu-ho durant 5 minuts.
2. Afegiu-hi la remolatxa, els raves i la resta d'ingredients, deixeu-ho bullir i deixeu-ho coure a foc mitjà-alt durant 30 minuts més.
3. Reparteix la barreja entre plats i serveix.

**Alimentació:** Calories 113, greixos 4,4, fibra 2,3, carbohidrats 10,4, proteïnes 8,8

# Barreja d'all de porc

**Temps de preparació:** 10 minuts
**Temps de cocció:** 45 minuts
**Racions:** 8

### Ingredients:
- 2 lliures de carn de porc, desossada i tallada a daus
- 1 ceba vermella, picada
- 1 cullerada d'oli d'oliva
- 3 grans d'all, picats
- 1 tassa de brou de vedella baix en sodi
- 2 cullerades de pebre vermell dolç
- Pebre negre al gust
- 1 cullerada de cibulet, picat

### indicacions:
1. Escalfeu una paella amb l'oli a foc mitjà-alt, afegiu-hi la ceba i la carn, remeneu-ho i sofregiu-ho durant 5 minuts.
2. Afegiu-hi els ingredients restants, remeneu-ho, reduïu el foc a mitjà, tapeu i deixeu-ho coure durant 40 minuts.
3. Reparteix la barreja entre plats i serveix.

**Alimentació:** Calories 407, greixos 35,4, fibra 1, carbohidrats 5, proteïnes 14,9

# Carn de porc amb pebre vermell amb pastanaga

**Temps de preparació: 10 minuts**
**Temps de cocció: 30 minuts**
**Racions: 4**

**Ingredients:**
- 1 lliura de guisat de porc, tallat a daus
- ¼ tassa de brou vegetal baix en sodi
- 2 pastanagues, pelades i tallades a rodanxes
- 2 cullerades d'oli d'oliva
- 1 ceba vermella, tallada a rodanxes
- 2 culleradetes de pebre vermell dolç
- Pebre negre al gust

**indicacions:**
1. Escalfeu una paella amb l'oli a foc mitjà-alt, afegiu-hi la ceba, remeneu-ho i sofregiu-ho durant 5 minuts.
2. Afegiu-hi la carn, remeneu-la i sofregiu-la durant 5 minuts més.
3. Afegiu-hi la resta d'ingredients, deixeu-ho bullir i deixeu-ho coure a foc mitjà durant 20 minuts.
4. Reparteix la barreja entre plats i serveix.

**Alimentació:** Calories 328, greixos 18,1, fibra 1,8, carbohidrats 6,4, proteïnes 34

# Carn de porc al gingebre i ceba

**Temps de preparació:** 10 minuts
**Temps de cocció:** 35 minuts
**Racions:** 4

**Ingredients:**
- 2 cebes vermelles, tallades a rodanxes
- 2 cebes tendra, picades
- 1 cullerada d'oli d'oliva
- 2 culleradetes de gingebre, ratllat
- 4 costelles de porc
- 3 grans d'all, picats
- Pebre negre al gust
- 1 pastanaga, picada
- 1 tassa de brou de vedella baix en sodi
- 2 cullerades de pasta de tomàquet
- 1 cullerada de coriandre, picat

**indicacions:**
1. Escalfeu una paella amb l'oli a foc mitjà-alt, afegiu-hi les cebes verdes i vermelles, remeneu-ho i sofregiu-ho durant 3 minuts.
2. Afegiu-hi l'all i el gingebre, remeneu-ho i sofregiu-ho 2 minuts més.
3. Afegiu les costelles de porc i sofregiu-les 2 minuts per cada costat.
4. Afegiu-hi la resta d'ingredients, deixeu-ho coure a foc mitjà-alt durant 25 minuts més.
5. Reparteix la barreja entre plats i serveix.

**Alimentació:**Calories 332, greixos 23,6, fibra 2,3, carbohidrats 10,1, proteïnes 19,9

# Porc de comí

**Temps de preparació: 10 minuts**
**Temps de cocció: 45 minuts**
**Racions: 4**

**Ingredients:**
- ½ tassa de brou de vedella baix en sodi
- 2 cullerades d'oli d'oliva
- 2 lliures de guisat de porc, tallat a daus
- 1 culleradeta de coriandre, mòlt
- 2 culleradetes de comí mòlt
- Pebre negre al gust
- 1 tassa de tomàquets cherry, a la meitat
- 4 grans d'all, picats
- 1 cullerada de coriandre, picat

**indicacions:**
1. Escalfeu una paella amb l'oli a foc mitjà-alt, afegiu-hi l'all i la carn, remeneu-ho i salteu-ho durant 5 minuts.
2. Afegiu-hi el brou i la resta d'ingredients, deixeu-ho bullir i deixeu-ho coure a foc mitjà durant 40 minuts.
3. Posar-ho tot en plats i servir.

**Alimentació:** Calories 559, greixos 29,3, fibra 0,7, carbohidrats 3,2, proteïnes 67,4

# Barreja de porc i verdures

**Temps de preparació: 10 minuts**
**Temps de cocció: 20 minuts**
**Racions: 4**

**Ingredients:**
- 2 cullerades de vinagre balsàmic
- 1/3 tassa d'aminoàcids de coco
- 1 cullerada d'oli d'oliva
- 4 unces d'enciam de fulla barrejada
- 1 tassa de tomàquets cherry, a la meitat
- 4 unces de guisat de porc, tallat a tires
- 1 cullerada de cibulet, picat

**indicacions:**
1. Escalfeu una paella amb l'oli a foc mitjà, afegiu-hi la carn de porc, els aminoàcids i el vinagre, remeneu-ho i deixeu-ho coure durant 15 minuts.
2. Afegiu-hi l'enciam i la resta d'ingredients, remeneu-ho, deixeu-ho coure 5 minuts més, passeu als plats i serviu.

**Alimentació:** Calories 125, greixos 6,4, fibra 0,6, carbohidrats 6,8, proteïnes 9,1

# Paella De Porc De Farigola

**Temps de preparació:** 10 minuts
**Temps de cocció:** 25 minuts
**Racions:** 4

**Ingredients:**
- 1 lliura de carn de porc, tallada i tallada a daus
- 1 cullerada d'oli d'oliva
- 1 ceba groga, picada
- 3 grans d'all, picats
- 1 cullerada de farigola seca
- 1 tassa de brou de pollastre baix en sodi
- 2 cullerades de pasta de tomàquet baixa en sodi
- 1 cullerada de coriandre, picat

**indicacions:**
1. Escalfeu una paella amb l'oli a foc mitjà-alt, afegiu-hi la ceba i l'all, remeneu-ho i salteu-ho durant 5 minuts.
2. Afegiu la carn, remeneu-ho i deixeu-ho coure 5 minuts més.
3. Afegiu la resta d'ingredients, remeneu-ho, deixeu-ho a foc lent, reduïu el foc a mig i deixeu coure la barreja durant 15 minuts més.
4. Repartiu la barreja entre plats i serviu immediatament.

**Alimentació:** Calories 281, greixos 11,2, fibra 1,4, carbohidrats 6,8, proteïnes 37,1

# Porc de Marduix i Carbassó

**Temps de preparació: 10 minuts**
**Temps de cocció: 30 minuts**
**Racions: 4**

**Ingredients:**
- 2 lliures de llom de porc desossat, tallat i tallat a daus
- 2 cullerades d'oli d'alvocat
- ¾ tassa de brou vegetal baix en sodi
- ½ cullerada d'all en pols
- 1 cullerada de marduix, picat
- 2 carbassons, tallats a daus grossos
- 1 culleradeta de pebre vermell dolç
- Pebre negre al gust

**indicacions:**
1. Escalfeu una paella amb l'oli a foc mitjà-alt, afegiu-hi la carn, l'all en pols i el marduix, remeneu-ho i deixeu-ho coure 10 minuts.
2. Afegiu-hi el carbassó i la resta d'ingredients, remeneu-ho, deixeu-ho a foc lent, reduïu el foc a mig i deixeu coure la barreja durant 20 minuts més.
3. Posar-ho tot en plats i servir.

**Alimentació:** Calories 359, greixos 9,1, fibra 2,1, carbohidrats 5,7, proteïnes 61,4

# Porc Especiat

**Temps de preparació: 10 minuts**
**Temps de cocció: 8 hores**
**Racions: 4**

**Ingredients:**
- 3 cullerades d'oli d'oliva
- 2 lliures de rostit d'espatlla de porc
- 2 culleradetes de pebre vermell dolç
- 1 culleradeta d'all en pols
- 1 culleradeta de ceba en pols
- 1 culleradeta de nou moscada, mòlta
- 1 culleradeta de pebre de Jamaica, mòlt
- Pebre negre al gust
- 1 tassa de brou vegetal baix en sodi

**indicacions:**
1. A la vostra olla de cocció lenta, combineu el rostit amb l'oli i altres ingredients, remeneu-lo, tapeu i coeu-ho a foc lent durant 8 hores.
2. Talleu el rostit a rodanxes, poseu-ho en plats i serviu-ho regat amb la salsa.

**Alimentació:** Calories 689, Greixos 57,1, Fibra 1, Hidrats de carboni 3,2, Proteïnes 38,

# Porc de coco i api

**Temps de preparació: 10 minuts**
**Temps de cocció: 35 minuts**
**Racions: 4**

**Ingredients:**
- 2 lliures de guisat de porc, tallat a daus
- 2 cullerades d'oli d'oliva
- 1 tassa de brou vegetal baix en sodi
- 1 branca d'api, picada
- 1 culleradeta de pebre negre en gra
- 2 escalunyes, picades
- 1 cullerada de cibulet, picat
- 1 tassa de crema de coco
- Pebre negre al gust

**indicacions:**
1. Escalfeu una paella amb l'oli a foc mitjà-alt, afegiu-hi l'escalunya i la carn, remeneu-ho i salteu-ho durant 5 minuts.
2. Afegiu l'api i la resta d'ingredients, remeneu-ho, deixeu-ho coure a foc mitjà-alt durant 30 minuts més.
3. Posar-ho tot en plats i servir immediatament.

**Alimentació:** Calories 690, greixos 43,3, fibra 1,8, carbohidrats 5,7, proteïnes 6,2

# Barrejar la carn de porc i els tomàquets junts

Temps de preparació: 10 minuts
Temps de cocció: 30 minuts
Racions: 4

**Ingredients:**
- 2 grans d'all, picats
- 2 lliures de guisat de porc, mòlt
- 2 tasses de tomàquets cherry, a la meitat
- 1 cullerada d'oli d'oliva
- Pebre negre al gust
- 1 ceba vermella, picada
- ½ tassa de brou vegetal baix en sodi
- 2 cullerades de pasta de tomàquet baixa en sodi
- 1 cullerada de julivert, picat

**indicacions:**
1. Escalfeu una paella amb l'oli a foc mitjà-alt, afegiu-hi la ceba i l'all, remeneu-ho i salteu-ho durant 5 minuts.
2. Afegiu la carn i sofregiu-ho 5 minuts més.
3. Afegiu-hi els ingredients restants, remeneu-ho, deixeu-ho coure a foc mitjà durant 20 minuts més, transferiu-los a bols i serviu.

**Alimentació:**Calories 558, greixos 25,6, fibra 2,4, carbohidrats 10,1, proteïnes 68,7

# Costelles de porc a la sàlvia

**Temps de preparació: 10 minuts**
**Temps de cocció: 35 minuts**
**Racions: 4**

**Ingredients:**
- 4 costelles de porc
- 2 cullerades d'oli d'oliva
- 1 culleradeta de pebre vermell fumat
- 1 cullerada de sàlvia, picada
- 2 grans d'all, picats
- 1 cullerada de suc de llimona
- Pebre negre al gust

**indicacions:**
1. En una cassola, tireu les costelles de porc amb l'oli i altres ingredients, tireu-les, poseu-les al forn i poseu-les al forn a 400 graus F durant 35 minuts.
2. Repartiu les costelles de porc entre plats i serviu-les amb una amanida.

**Alimentació:** Calories 263, greixos 12,4, fibra 6, carbohidrats 22,2, proteïnes 16

# Carn de porc tailandesa i albergínies

**Temps de preparació: 10 minuts**
**Temps de cocció: 30 minuts**
**Racions: 4**

**Ingredients:**
- 1 lliura de guisat de porc, tallat a daus
- 1 albergínia, tallada a daus
- 1 cullerada d'aminoàcids de coco
- 1 culleradeta de cinc espècies
- 2 grans d'all, picats
- 2 bitxos tailandesos, picats
- 2 cullerades d'oli d'oliva
- 2 cullerades de pasta de tomàquet baixa en sodi
- 1 cullerada de coriandre, picat
- ½ tassa de brou vegetal baix en sodi

**indicacions:**
1. Escalfeu una paella amb l'oli a foc mitjà-alt, afegiu-hi l'all, els xiles i la carn i salteu-ho durant 6 minuts.
2. Afegiu l'albergínia i la resta d'ingredients, deixeu-ho bullir i deixeu-ho coure a foc mitjà durant 24 minuts.
3. Reparteix la barreja entre plats i serveix.

**Alimentació:** Calories 320, greixos 13,4, fibra 5,2, carbohidrats 22,8, proteïnes

# porc i ceba de llima

**Temps de preparació:** 10 minuts
**Temps de cocció:** 30 minuts
**Racions:** 4

**Ingredients:**
- 2 cullerades de suc de llima
- 4 cebes tendra, picades
- 1 lliura de guisat de porc, tallat a daus
- 2 grans d'all, picats
- 2 cullerades d'oli d'oliva
- Pebre negre al gust
- ½ tassa de brou vegetal baix en sodi
- 1 cullerada de coriandre, picat

**indicacions:**
1. Escalfeu una paella amb l'oli a foc mitjà-alt, afegiu-hi la ceba tendra i els alls, remeneu-ho i salteu-ho durant 5 minuts.
2. Afegiu la carn, remeneu-ho i deixeu-ho coure 5 minuts més.
3. Afegiu-hi la resta d'ingredients, deixeu-ho bullir i deixeu-ho coure a foc mitjà durant 20 minuts.
4. Reparteix la barreja entre plats i serveix.

**Alimentació:** Calories 273, greixos 22,4, fibra 5, carbohidrats 12,5, proteïnes 18

# Porc balsàmic

**Temps de preparació:** 10 minuts
**Temps de cocció:** 30 minuts
**Racions:** 4

**Ingredients:**
- 1 ceba vermella, tallada a rodanxes
- 1 lliura de guisat de porc, tallat a daus
- 2 bitxos vermells, picats
- 2 cullerades de vinagre balsàmic
- ½ tassa de fulles de coriandre, picades
- Pebre negre al gust
- 2 cullerades d'oli d'oliva
- 1 cullerada de salsa de tomàquet baixa en sodi

**indicacions:**
1. Escalfeu una paella amb l'oli a foc mitjà-alt, afegiu-hi la ceba i els xiles, remeneu-ho i salteu-ho durant 5 minuts.
2. Afegiu la carn, remeneu-ho i deixeu-ho coure 5 minuts més.
3. Afegiu-hi la resta d'ingredients, remeneu-ho, deixeu-ho bullir i deixeu-ho coure a foc mitjà durant 20 minuts més.
4. Posar-ho tot en plats i servir immediatament.

**Alimentació:** Calories 331, greixos 13,3, fibra 5, carbohidrats 22,7, proteïnes 17

# Pesto de porc

Temps de preparació: 10 minuts
Temps de cocció: 36 minuts
Racions: 4

**Ingredients:**
- 2 cullerades d'oli d'oliva
- 2 cebes tendra, picades
- 1 lliura de costelles de porc
- 2 cullerades de pesto d'alfàbrega
- 1 tassa de tomàquets cherry, tallats a daus
- 2 cullerades de pasta de tomàquet baixa en sodi
- ½ tassa de julivert, picat
- ½ tassa de brou vegetal baix en sodi
- Pebre negre al gust

**indicacions:**
1. Escalfeu una paella amb l'oli d'oliva a foc mitjà-alt, afegiu-hi la ceba tendra i les costelles de porc i salteu-ho 3 minuts per cada costat.
2. Afegiu-hi el pesto i altres ingredients, remeneu-ho suaument, deixeu-ho bullir i deixeu-ho coure a foc mitjà-alt durant 30 minuts més.
3. Posar-ho tot en plats i servir.

**Alimentació:** Calories 293, greixos 11,3, fibra 4,2, carbohidrats 22,2, proteïnes 14

# Pebrots de porc i julivert

**Temps de preparació:** 10 minuts
**Temps de cocció:** 1 hora
**Racions:** 4

**Ingredients:**
- 1 pebrot verd, picat
- 1 pebrot vermell, picat
- 1 pebrot groc, picat
- 1 ceba vermella, picada
- 1 lliura de costelles de porc
- 1 cullerada d'oli d'oliva
- Pebre negre al gust
- 26 unces de tomàquets en conserva, sense sal i picats
- 2 cullerades de julivert, picat

**indicacions:**
1. Untem una paella per rostir amb oli, hi posem les costelles de porc i hi posem la resta d'ingredients per sobre.
2. Enfornar a 390 graus F durant 1 hora, dividir en plats i servir.

**Alimentació:** Calories 284, greixos 11,6, fibra 2,6, carbohidrats 22,2, proteïnes 14

# Barreja de comí i xai

**Temps de preparació: 10 minuts**
**Temps de cocció: 25 minuts**
**Racions: 4**

**Ingredients:**
- 1 cullerada d'oli d'oliva
- 1 ceba vermella, picada
- 1 tassa de tomàquets cherry, a la meitat
- 1 lliura de carn de xai estofada, mòlta
- 1 cullerada de bitxo en pols
- Pebre negre al gust
- 2 culleradetes de comí mòlt
- 1 tassa de brou vegetal baix en sodi
- 2 cullerades de coriandre, picat

**indicacions:**
1. Escalfeu una paella amb l'oli a foc mitjà-alt, afegiu-hi la ceba, el xai i el bitxo en pols, remeneu-ho i deixeu-ho coure durant 10 minuts.
2. Afegiu-hi la resta d'ingredients, remeneu-ho i deixeu-ho coure a foc mitjà-alt durant 15 minuts més.
3. Abocar en bols i servir.

**Alimentació:** Calories 320, greixos 12,7, fibra 6, carbohidrats 14,3, proteïnes 22

# Carn de porc amb raves i mongetes verdes

**Temps de preparació:** 10 minuts
**Temps de cocció:** 35 minuts
**Racions:** 4

**Ingredients:**
- 1 lliura de guisat de porc, tallat a daus
- 1 tassa de raves, tallats a daus
- ½ lliura de mongetes verdes, tallades i tallades a la meitat
- 1 ceba groga, picada
- 1 cullerada d'oli d'oliva
- 2 grans d'all, picats
- 1 tassa de tomàquets en conserva, sense sal i picats
- 2 culleradetes d'orenga, seca
- Pebre negre al gust

**indicacions:**
1. Escalfeu una paella amb l'oli a foc mitjà-alt, afegiu-hi la ceba i l'all, remeneu-ho i salteu-ho durant 5 minuts.
2. Afegiu la carn, remeneu-ho i deixeu-ho coure 5 minuts més.
3. Afegiu-hi la resta d'ingredients, deixeu-ho bullir i deixeu-ho coure a foc mitjà-alt durant 25 minuts.
4. Abocar-ho tot en bols i servir.

**Alimentació:** Calories 289, greix 12, fibra 8, carbohidrats 13,2, proteïna 2

# Xai de fonoll i bolets

**Temps de preparació:** 10 minuts
**Temps de cocció:** 40 minuts
**Racions:** 4

**Ingredients:**
- 1 lliura d'espatlla de xai, desossada i tallada a daus
- 8 bolets blancs, a la meitat
- 2 cullerades d'oli d'oliva
- 1 ceba groga, picada
- 2 grans d'all, picats
- 1 ½ cullerada de fonoll en pols
- Pebre negre al gust
- Un ram de ceba tendra, picada
- 1 tassa de brou vegetal baix en sodi

**indicacions:**
1. Escalfeu una paella amb l'oli a foc mitjà-alt, afegiu-hi la ceba i l'all, remeneu-ho i salteu-ho durant 5 minuts.
2. Afegiu-hi la carn i els bolets, remeneu-ho i deixeu-ho coure 5 minuts més.
3. Afegiu-hi els altres ingredients, remeneu-ho, deixeu-ho coure a foc mitjà durant 30 minuts.
4. Reparteix la barreja entre bols i serveix.

**Alimentació:** Calories 290, greixos 15,3, fibra 7, carbohidrats 14,9, proteïnes 14

# Sofregit de porc i espinacs

Temps de preparació: 10 minuts
Temps de cocció: 30 minuts
Racions: 4

Ingredients:
- 1 lliura de carn de porc, mòlta
- 2 cullerades d'oli d'oliva
- 1 ceba vermella, picada
- ½ lliura d'espinacs infantils
- 4 grans d'all, picats
- ½ tassa de brou vegetal baix en sodi
- ½ tassa de tomàquets en conserva, sense sal, picats
- Pebre negre al gust
- 1 cullerada de cibulet, picat

indicacions:
1. Escalfeu una paella amb l'oli a foc mitjà-alt, afegiu-hi la ceba i l'all, remeneu-ho i salteu-ho durant 5 minuts.
2. Afegiu-hi la carn, remeneu-la i sofregiu-la durant 5 minuts més.
3. Afegiu la resta d'ingredients excepte els espinacs, remeneu-ho, deixeu-ho a foc lent, reduïu el foc a mitjà i deixeu-ho coure durant 15 minuts.
4. Afegiu-hi els espinacs, remeneu-ho, deixeu coure la barreja durant 5 minuts més, dividiu-los en bols i serviu.

**Alimentació:**Calories 270, greixos 12, fibra 6, carbohidrats 22,2, proteïnes 23

# Porc amb alvocats

**Temps de preparació: 10 minuts**
**Temps de cocció: 15 minuts**
**Racions: 4**

**Ingredients:**
- 2 tasses d'espinacs infantils
- 1 lliura de filet de porc, tallat a tires
- 1 cullerada d'oli d'oliva
- 1 tassa de tomàquets cherry, a la meitat
- 2 alvocats, pelats, pelats i tallats a rodanxes
- 1 cullerada de vinagre balsàmic
- ½ tassa de brou vegetal baix en sodi

**indicacions:**
1. Escalfeu una paella amb l'oli a foc mitjà-alt, afegiu-hi la carn, remeneu-ho i salteu-ho durant 10 minuts.
2. Afegiu-hi els espinacs i altres ingredients, remeneu-ho, deixeu-ho coure 5 minuts més, repartiu-los entre bols i serviu.

**Alimentació:** Calories 390, greixos 12,5, fibra 4, carbohidrats 16,8, proteïnes 13,5

# Barreja de porc i poma

**Temps de preparació: 10 minuts**
**Temps de cocció: 40 minuts**
**Racions: 4**

**Ingredients:**
- 2 lliures de guisat de porc, tallat a tires
- 2 pomes verdes, pelades i tallades a rodanxes
- 2 grans d'all, picats
- 2 escalunyes, picades
- 1 cullerada de pebre vermell dolç
- ½ culleradeta de xili en pols
- 2 cullerades d'oli d'alvocat
- 1 tassa de brou de pollastre baix en sodi
- Pebre negre al gust
- Un polsim de flocs de xili vermell

**indicacions:**
1. Escalfeu una paella amb l'oli a foc mitjà-alt, afegiu-hi les escalunyes i els alls, remeneu-ho i salteu-ho durant 5 minuts.
2. Afegiu la carn i sofregiu-ho 5 minuts més.
3. Afegiu-hi les pomes i altres ingredients, remeneu-ho, deixeu-ho coure a foc mitjà-alt durant 30 minuts més.
4. Posar-ho tot en plats i servir.

**Alimentació:** Calories 365, greixos 7, fibra 6, carbohidrats 15,6, proteïnes 32,4

# Costelles De Porc De Canyella

**Temps de preparació: 10 minuts**
**Hora de cuinar:** 1 hora i 10 minuts
**Racions: 4**

**Ingredients:**
- 4 costelles de porc
- 2 cullerades d'oli d'oliva
- 2 grans d'all, picats
- ¼ tassa de brou vegetal baix en sodi
- 1 cullerada de canyella en pols
- Pebre negre al gust
- 1 culleradeta de bitxo en pols
- ½ culleradeta de ceba en pols

**indicacions:**
1. En una paella, tireu les costelles de porc amb l'oli i altres ingredients, tireu-les, poseu-les al forn i poseu-les al forn a 390 graus F durant 1 hora i 10 minuts.
2. Repartiu les costelles de porc entre plats i serviu-les amb una amanida.

**Alimentació:** Calories 288, greixos 5,5, fibra 6, carbohidrats 12,7, proteïnes 23

# Costelles de porc de coco

**Temps de preparació: 10 minuts**
**Temps de cocció: 20 minuts**
**Racions: 4**

**Ingredients:**
- 2 cullerades d'oli d'oliva
- 4 costelles de porc
- 1 ceba groga, picada
- 1 cullerada de bitxo en pols
- 1 tassa de llet de coco
- ¼ tassa de coriandre, picat

**indicacions:**
1. Escalfeu una paella amb l'oli a foc mitjà-alt, afegiu-hi la ceba i el bitxo en pols, remeneu-ho i salteu-ho durant 5 minuts.
2. Afegiu les costelles de porc i sofregiu-les 2 minuts per cada costat.
3. Afegiu-hi la llet de coco, remeneu-ho, deixeu-ho coure a foc mitjà-alt durant 11 minuts més.
4. Afegiu el coriandre, remeneu-lo, dividiu-lo en bols i serviu.

**Alimentació:** Calories 310, greixos 8, fibra 6, carbohidrats 16,7, proteïnes 22,1

# Carn de porc amb barreja de préssec

**Temps de preparació:** 10 minuts
**Temps de cocció:** 25 minuts
**Racions:** 4

**Ingredients:**
- 2 lliures de filet de porc, tallat a daus aproximadament
- 2 préssecs, sense pinyol i tallats a quarts
- ¼ culleradeta de ceba en pols
- 2 cullerades d'oli d'oliva
- ¼ de culleradeta de pebre vermell fumat en pols
- ¼ tassa de brou vegetal baix en sodi
- Pebre negre al gust

**indicacions:**
1. Escalfeu una paella amb l'oli a foc mitjà-alt, afegiu-hi la carn, remeneu-ho i deixeu-ho coure durant 10 minuts.
2. Afegiu-hi els préssecs i altres ingredients, remeneu-ho, deixeu-ho coure a foc mitjà durant 15 minuts més.
3. Reparteix tota la barreja entre plats i serveix.

**Alimentació:** Calories 290, greixos 11,8, fibra 5,4, carbohidrats 13,7, proteïnes 24

# Xai de cacau i raves

**Temps de preparació:** 10 minuts
**Temps de cocció:** 35 minuts
**Racions:** 4

**Ingredients:**
- ½ tassa de brou vegetal baix en sodi
- 1 lliura de carn de xai estofada, tallada a daus
- 1 tassa de raves, tallats a daus
- 1 cullerada de cacau en pols
- Pebre negre al gust
- 1 ceba groga, picada
- 1 cullerada d'oli d'oliva
- 2 grans d'all, picats
- 1 cullerada de julivert, picat

**indicacions:**
1. Escalfeu una paella amb l'oli a foc mitjà-alt, afegiu-hi la ceba i l'all, remeneu-ho i salteu-ho durant 5 minuts.
2. Afegir la carn, girar i sofregir 2 minuts per cada costat.
3. Afegiu-hi el brou i la resta d'ingredients, remeneu-ho, deixeu-ho coure a foc mitjà-alt durant 25 minuts més.
4. Posar-ho tot en plats i servir.

**Alimentació:** Calories 340, greixos 12,4, fibra 9,3, carbohidrats 33,14, proteïnes 20

# Carxofes i carxofes amb llimona

**Temps de preparació:** 10 minuts
**Temps de cocció:** 25 minuts
**Racions:** 4

**Ingredients:**
- 2 lliures de guisat de porc, tallat a tires
- 2 cullerades d'oli d'alvocat
- 1 cullerada de suc de llimona
- 1 cullerada de ratlladura de llimona, ratllada
- 1 tassa de carxofes en conserva, escorregudes i tallades a quarts
- 1 ceba vermella, picada
- 2 grans d'all, picats
- ½ culleradeta de xili en pols
- Pebre negre al gust
- 1 culleradeta de pebre vermell dolç
- 1 jalapeño, picat
- ¼ tassa de brou vegetal baix en sodi
- ¼ tassa de romaní, picat

**indicacions:**
1. Escalfeu una paella amb l'oli a foc mitjà-alt, afegiu-hi la ceba i l'all, remeneu-ho i salteu-ho durant 4 minuts.
2. Afegiu la carn, les carxofes, el bitxo en pols, els jalapenos i els pebrots, remeneu i deixeu-ho coure durant 6 minuts més.
3. Afegiu-hi la resta d'ingredients, remeneu-ho, deixeu-ho bullir i deixeu-ho coure a foc mitjà-alt durant 15 minuts més.
4. Repartiu-ho tot entre bols i serviu.

**Alimentació:** Calories 350, greixos 12, fibra 4,3, carbohidrats 35,7, proteïnes 14,5

# Carn de porc amb salsa de coriandre

**Temps de preparació: 10 minuts**
**Temps de cocció: 20 minuts**
**Racions: 4**

**Ingredients:**
- 2 lliures de guisat de porc, tallat a daus aproximadament
- 1 tassa de fulles de coriandre
- 4 cullerades d'oli d'oliva
- 1 cullerada de pinyons
- 1 cullerada de parmesà sense greix, ratllat
- 1 cullerada de suc de llimona
- 1 culleradeta de bitxo en pols
- Pebre negre al gust

**indicacions:**
1. En una batedora, combineu el coriandre amb els pinyons, 3 cullerades d'oli, el parmesà i el suc de llimona i barregeu bé.
2. Escalfeu una paella amb l'oli restant a foc mitjà-alt, afegiu-hi la carn, el xili en pols i el pebre negre, remeneu-ho i salteu-ho durant 5 minuts.
3. Afegiu-hi la salsa de coriandre i deixeu-ho coure a foc mitjà-alt durant 15 minuts més, remenant de tant en tant.
4. Reparteix la carn de porc entre plats i serveix immediatament.

**Alimentació:** Calories 270, greixos 6,6, fibra 7, carbohidrats 12,6, proteïnes 22,4

# Carn de porc amb barreja de mango

**Temps de preparació:** 10 minuts
**Temps de cocció:** 25 minuts
**Racions:** 4

**Ingredients:**
- 2 escalunyes, picades
- 2 cullerades d'oli d'alvocat
- 1 lliura de guisat de porc, tallat a daus
- 1 mango, pelat i tallat a daus grossos
- 2 grans d'all, picats
- 1 tassa de tomàquets i picats
- Pebre negre al gust
- ½ tassa d'alfàbrega, picada

**indicacions:**
1. Escalfeu una paella amb l'oli a foc mitjà-alt, afegiu-hi les escalunyes i els alls, remeneu-ho i salteu-ho durant 5 minuts.
2. Afegiu la carn, remeneu-ho i deixeu-ho coure 5 minuts més.
3. Afegiu-hi la resta d'ingredients, remeneu-ho, deixeu-ho bullir i deixeu-ho coure a foc mitjà-alt durant 15 minuts més.
4. Reparteix la barreja entre bols i serveix.

**Alimentació:** Calories 361, greixos 11, fibra 5,1, carbohidrats 16,8, proteïnes 22

# Porc de romaní i moniatos de llimona

**Temps de preparació: 10 minuts**
**Temps de cocció: 35 minuts**
**Racions: 4**

**Ingredients:**
- 1 ceba vermella, tallada a rodanxes
- 2 moniatos, pelats i tallats a rodanxes
- 4 costelles de porc
- 1 cullerada de romaní, picat
- 1 cullerada de suc de llimona
- 2 culleradetes d'oli d'oliva
- Pebre negre al gust
- 2 culleradetes de farigola, picada
- ½ tassa de brou vegetal baix en sodi

**indicacions:**
1. En una paella, barregeu les costelles de porc amb les patates, la ceba i altres ingredients i remeneu-ho suaument.
2. Enfornar a 400 graus F durant 35 minuts, dividir en plats i servir.

**Alimentació:** Calories 410, greixos 14,7, fibra 14,2, carbohidrats 15,3, proteïnes 33,4

# Carn de porc amb cigrons

**Temps de preparació:** 10 minuts
**Temps de cocció:** 25 minuts
**Racions:** 4

**Ingredients:**
- 1 lliura de guisat de porc, tallat a daus
- 1 tassa de cigrons en conserva, sense sal, escorreguts
- 1 ceba groga, picada
- 1 cullerada d'oli d'oliva
- Pebre negre al gust
- 10 unces de tomàquets en conserva, sense sal i picats
- 2 cullerades de coriandre, picat

**indicacions:**
1. Escalfeu una paella amb l'oli a foc mitjà-alt, afegiu-hi la ceba, remeneu-ho i sofregiu-ho durant 5 minuts.
2. Afegiu la carn, remeneu-ho i deixeu-ho coure 5 minuts més.
3. Afegiu la resta d'ingredients, remeneu-ho, deixeu-ho coure a foc mitjà durant 15 minuts, dividiu-los en bols petits i serviu-los.

**Alimentació:** Calories 476, greixos 17,6, fibra 10,2, carbohidrats 35,7, proteïnes 43,8

# Costelles de xai amb kale

Temps de preparació: 10 minuts
Temps de cocció: 35 minuts
Racions: 4

**Ingredients:**
- 1 tassa de kale, triturada
- 1 lliura de costelles de xai
- ½ tassa de brou vegetal baix en sodi
- 2 cullerades de pasta de tomàquet baixa en sodi
- 1 ceba groga, tallada a rodanxes
- 1 cullerada d'oli d'oliva
- Un polsim de pebre negre

**indicacions:**
1. Unteu una paella per rostir amb oli, hi disposeu les costelles de xai, afegiu-hi la col i els altres ingredients i tireu-ho amb compte.
2. Coure al forn a 390 graus F durant 35 minuts, transfereix-lo als plats i serveix.

**Alimentació:** Calories 275, greixos 11,8, fibra 1,4, carbohidrats 7,3, proteïnes 33,6

# Xai Chili

**Temps de preparació: 10 minuts**
**Temps de cocció: 45 minuts**
**Racions: 4**

## Ingredients:

- 2 lliures de carn de xai estofada, tallada a daus
- 1 cullerada d'oli d'alvocat
- 1 culleradeta de bitxo en pols
- 1 culleradeta de pebre vermell picant en pols
- 2 cebes vermelles, tallades a trossos
- 1 tassa de brou vegetal baix en sodi
- ½ tassa de salsa de tomàquet baixa en sodi
- 1 cullerada de coriandre, picat

## indicacions:

1. Escalfeu una cassola amb l'oli a foc mitjà-alt, afegiu-hi la ceba i la carn i sofregiu-ho durant 10 minuts.
2. Afegiu el xile en pols i els altres ingredients excepte el coriandre, remeneu-ho, deixeu-ho bullir i deixeu-ho coure a foc mitjà-alt durant 35 minuts més.
3. Repartiu la barreja entre bols i serviu-ho escampat amb coriandre.

**Alimentació:** Calories 463, greixos 17,3, fibra 2,3, carbohidrats 8,4, proteïnes 65,1

# Porc amb pebre vermell porro

**Temps de preparació: 10 minuts**
**Temps de cocció: 45 minuts**
**Racions: 4**

**Ingredients:**
- 2 lliures de guisat de porc, tallat a daus aproximadament
- 2 porros, tallats a rodanxes
- 2 cullerades d'oli d'oliva
- 2 grans d'all, picats
- 1 culleradeta de pebre vermell dolç
- 1 cullerada de julivert, picat
- 1 tassa de brou vegetal baix en sodi
- Pebre negre al gust

**indicacions:**
1. Escalfeu una paella amb l'oli a foc mitjà-alt, afegiu-hi els porros, els alls i els pebrots, remeneu-ho i deixeu-ho coure 10 minuts.
2. Afegiu la carn i sofregiu-ho 5 minuts més.
3. Afegiu la resta d'ingredients, remeneu-ho, deixeu-ho coure a foc mitjà durant 30 minuts, dividiu-los en bols petits i serviu-los.

**Alimentació:** Calories 577, greixos 29,1, fibra 1,3, carbohidrats 8,2, proteïnes 67,5

# Costelles de porc i pèsols de neu

**Temps de preparació:** 10 minuts
**Temps de cocció:** 25 minuts
**Racions:** 4

**Ingredients:**
- 4 costelles de porc
- 2 cullerades d'oli d'oliva
- 2 escalunyes, picades
- 1 tassa de pèsols de neu
- 1 tassa de brou vegetal baix en sodi
- 2 cullerades de pasta de tomàquet sense sal afegida
- 1 cullerada de julivert, picat

**indicacions:**
1. Escalfeu una paella amb l'oli a foc mitjà-alt, afegiu-hi les escalunyes, remeneu-les i salteu-les durant 5 minuts.
2. Afegiu les costelles de porc i sofregiu-les 2 minuts per cada costat.
3. Afegiu-hi la resta d'ingredients, deixeu-ho bullir i deixeu-ho coure a foc mitjà-alt durant 15 minuts.
4. Reparteix la barreja entre plats i serveix.

**Alimentació:** Calories 357, greixos 27, fibra 1,9, carbohidrats 7,7, proteïnes 20,7

# blat de moro de porc i menta

**Temps de preparació:** 10 minuts
**Temps de cocció:** 1 hora
**Racions:** 4

**Ingredients:**
- 4 costelles de porc
- 1 tassa de brou vegetal baix en sodi
- 1 tassa de blat de moro
- 1 cullerada de menta, picada
- 1 culleradeta de pebre vermell dolç
- Pebre negre al gust
- 1 cullerada d'oli d'oliva

**indicacions:**
1. Col·loqueu les costelles de porc en una paella, afegiu-hi els ingredients restants, tireu-les, poseu-les al forn i poseu-les al forn a 380 graus F durant 1 hora.
2. Posar-ho tot en plats i servir.

**Alimentació:** Calories 356, greix 14, fibra 5,4, carbohidrats 11,0, proteïna 1

# xai d'anet

**Temps de preparació:** 10 minuts
**Temps de cocció:** 25 minuts
**Racions:** 4

**Ingredients:**
- Suc de 2 llimes
- 1 cullerada de ratlladura de llima, ratllada
- 1 cullerada d'anet, picat
- 2 grans d'all, picats
- 2 cullerades d'oli d'oliva
- 2 lliures de xai, tallat a daus
- 1 tassa de coriandre, picat
- Pebre negre al gust

**indicacions:**
1. Escalfeu una paella amb l'oli a foc mitjà-alt, afegiu-hi l'all i la carn i sofregiu 4 minuts per cada costat.
2. Afegiu-hi el suc de llima i altres ingredients i deixeu-ho coure durant 15 minuts més, remenant sovint.
3. Posar-ho tot en plats i servir.

**Alimentació:** Calories 370, greixos 11,7, fibra 4,2, carbohidrats 8,9, proteïnes 20

# Costelles de porc de pebre vermell i olives

**Temps de preparació: 10 minuts**
**Temps de cocció: 35 minuts**
**Racions: 4**

**Ingredients:**
- 4 costelles de porc
- 2 cullerades d'oli d'oliva
- 1 tassa d'olives Kalamata, sense pinyol i tallades a la meitat
- 1 culleradeta de pebre de Jamaica, mòlt
- ¼ tassa de llet de coco
- 1 ceba groga, picada
- 1 cullerada de cibulet, picat

**indicacions:**
1. Escalfem una paella amb l'oli a foc mitjà, afegim la ceba i la carn i sofregim 4 minuts per cada costat.
2. Afegiu-hi els ingredients restants, remeneu-los suaument, poseu-los al forn i enforneu-los a 390 graus F durant 25 minuts més.
3. Posar-ho tot en plats i servir.

**Alimentació:** Calories 290, greixos 10, fibra 4,4, carbohidrats 7,8, proteïnes 22

# Costelles de xai italianes

**Temps de preparació: 10 minuts**
**Temps de cocció: 30 minuts**
**Racions: 4**

**Ingredients:**
- 4 costelles de xai
- 1 cullerada d'orenga, picada
- 1 cullerada d'oli d'oliva
- 1 ceba groga, picada
- 2 cullerades de parmesà baix en greix, ratllat
- 1/3 tassa de brou vegetal baix en sodi
- Pebre negre al gust
- 1 culleradeta de condiment italià

**indicacions:**
1. Escalfem una paella amb l'oli a foc mitjà-alt, afegim les costelles de xai i la ceba i sofregim 4 minuts per cada costat.
2. Afegiu la resta d'ingredients excepte el formatge i tireu-ho.
3. Espolseu el formatge per sobre, poseu la paella al forn i coure a 350 graus F durant 20 minuts.
4. Posar-ho tot en plats i servir.

**Alimentació:** Calories 280, greixos 17, fibra 5,5, carbohidrats 11,2, proteïnes 14

# Arròs de porc i orenga

**Temps de preparació:** 10 minuts
**Temps de cocció:** 35 minuts
**Racions:** 4

**Ingredients:**
- 1 cullerada d'oli d'oliva
- 1 lliura de guisat de porc, tallat a daus
- 1 cullerada d'orenga, picada
- 1 tassa d'arròs blanc
- 2 tasses de brou de pollastre baix en sodi
- Pebre negre al gust
- 2 grans d'all, picats
- suc de ½ llimona
- 1 cullerada de coriandre, picat

**indicacions:**
1. Escalfeu una cassola amb l'oli a foc mitjà-alt, afegiu-hi la carn i els alls i salteu-ho durant 5 minuts.
2. Afegiu l'arròs, el brou i la resta d'ingredients, deixeu-ho bullir i deixeu-ho coure a foc mitjà durant 30 minuts.
3. Posar-ho tot en plats i servir.

**Alimentació:** Calories 330, greixos 13, fibra 5,2, carbohidrats 13,4, proteïnes 22,2

# boletes de porc

**Temps de preparació:** 10 minuts
**Temps de cocció:** 30 minuts
**Racions:** 4

**Ingredients:**
- 3 cullerades de farina d'ametlla
- 2 cullerades d'oli d'alvocat
- 2 ous, batuts
- Pebre negre al gust
- 2 lliures de carn de porc, mòlta
- 1 cullerada de coriandre, picat
- 10 unces de salsa de tomàquet en conserva sense sal afegida

**indicacions:**
1. En un bol, barregeu la carn de porc amb la farina i la resta d'ingredients excepte la salsa i l'oli, remeneu-ho bé i a partir d'aquesta mescla formeu mandonguilles de mida mitjana.
2. Escalfeu una paella amb l'oli a foc mitjà-alt, afegiu-hi les mandonguilles i sofregim 3 minuts per cada costat. Afegiu-hi la salsa, remeneu-ho suaument, deixeu-ho coure a foc mitjà-alt durant 20 minuts més.
3. Abocar-ho tot en bols i servir.

**Alimentació:** Calories 332, greixos 18, fibra 4, carbohidrats 14,3, proteïnes 25

# porc i escarola

**Temps de preparació:** 10 minuts
**Temps de cocció:** 35 minuts
**Racions:** 4

**Ingredients:**
- 1 lliura de guisat de porc, tallat a daus
- 2 escaroles, tallades i tallades
- 1 tassa de brou de vedella baix en sodi
- 1 cullerradeta de bitxo en pols
- Un polsim de pebre negre
- 1 ceba vermella, picada
- 1 cullerada d'oli d'oliva

**indicacions:**
1. Escalfeu una paella amb l'oli a foc mitjà-alt, afegiu-hi la ceba i l'escarola, remeneu-ho i sofregiu-ho durant 5 minuts.
2. Afegiu la carn, remeneu-ho i deixeu-ho coure 5 minuts més.
3. Afegiu-hi la resta d'ingredients, deixeu-ho coure a foc mitjà-alt durant 25 minuts més.
4. Posar-ho tot en plats i servir.

**Alimentació:** Calories 330, greixos 12,6, fibra 4,2, carbohidrats 10, proteïnes 22

# Rave de porc i cibulet

**Temps de preparació: 10 minuts**
**Temps de cocció: 35 minuts**
**Racions: 4**

**Ingredients:**
- 1 tassa de raves, tallats a daus
- 1 lliura de guisat de porc, tallat a daus
- 1 cullerada d'oli d'oliva
- 1 ceba vermella, picada
- 1 tassa de tomàquets en conserva, sense sal afegida, puré
- 1 cullerada de cibulet, picat
- 2 grans d'all, picats
- Pebre negre al gust
- 1 culleradeta de vinagre balsàmic

**indicacions:**
1. Escalfeu una paella amb l'oli a foc mitjà-alt, afegiu-hi la ceba i l'all, remeneu-ho i sofregiu-ho durant 5 minuts.
2. Afegiu la carn i sofregiu-ho durant 5 minuts més.
3. Afegiu-hi els raves i altres ingredients, deixeu-ho bullir i deixeu-ho coure a foc mitjà durant 25 minuts més.
4. Abocar-ho tot en bols i servir.

**Alimentació:** Calories 274, greixos 14, fibra 3,5, carbohidrats 14,8, proteïnes 24,1

# Sofregiu mandonguilles de menta i espinacs

**Temps de preparació: 10 minuts**
**Temps de cocció: 25 minuts**
**Racions: 4**

**Ingredients:**
- 1 lliura de carn de porc, mòlta
- 1 ceba groga, picada
- 1 ou, batut
- 1 cullerada de menta, picada
- Pebre negre al gust
- 2 grans d'all, picats
- 2 cullerades d'oli d'oliva
- 1 tassa de tomàquets cherry, a la meitat
- 1 tassa d'espinacs infantils
- ½ tassa de brou vegetal baix en sodi

**indicacions:**
1. En un bol, barregeu la carn amb la ceba i la resta d'ingredients excepte l'oli, els tomàquets cherry i els espinacs, remeneu-ho bé i a partir d'aquesta mescla formeu mandonguilles de mida mitjana.
2. Escalfeu una paella amb l'oli d'oliva a foc mitjà-alt, afegiu-hi les mandonguilles i salteu-les 5 minuts per cada costat.
3. Afegiu els espinacs, els tomàquets i el brou, remeneu-ho i deixeu-ho coure a foc lent durant 15 minuts.
4. Abocar-ho tot en bols i servir.

**Alimentació:** Calories 320, greixos 13,4, fibra 6, carbohidrats 15,8, proteïnes 12

# Mandonguilles i salsa de coco

**Temps de preparació:** 10 minuts
**Temps de cocció:** 20 minuts
**Racions:** 4

**Ingredients:**
- 2 lliures de carn de porc, mòlta
- Pebre negre al gust
- ¾ tassa de farina d'ametlla
- 2 ous, batuts
- 1 cullerada de julivert, picat
- 2 cebes vermelles, picades
- 2 cullerades d'oli d'oliva
- ½ tassa de crema de coco
- Pebre negre al gust

**indicacions:**
1. En un bol, barregeu la carn de porc amb la farina d'ametlla i la resta d'ingredients excepte la ceba, l'oli i la nata, remeneu-ho bé i doneu-hi forma de panets de mida mitjana.
2. Escalfeu una paella amb l'oli a foc mitjà-alt, afegiu-hi les cebes, remeneu-ho i sofregiu-ho durant 5 minuts.
3. Afegiu-hi les mandonguilles i sofregiu-ho 5 minuts més.
4. Afegiu-hi la crema de coco, porteu-ho a ebullició, deixeu-ho coure durant 10 minuts més, dividiu-ho en bols petits i serviu.

**Alimentació:** Calories 435, greixos 23, fibra 14, carbohidrats 33,2, proteïnes 12,65

# Carn de porc i cúrcuma i llenties

**Temps de preparació: 10 minuts**
**Temps de cocció: 25 minuts**
**Racions: 4**

**Ingredients:**
- 1 lliura de guisat de porc, tallat a daus
- ½ tassa de salsa de tomàquet, sense sal afegida
- 1 ceba groga, picada
- 2 cullerades d'oli d'oliva
- 1 tassa de llenties en conserva, sense sal, escorregudes
- 1 culleradeta de curri en pols
- 1 culleradeta de cúrcuma en pols
- Pebre negre al gust

**indicacions:**
1. Escalfem una paella amb l'oli a foc mitjà-alt, afegim la ceba i la carn i sofregim durant 5 minuts.
2. Afegiu la salsa i la resta d'ingredients, remeneu-ho, deixeu-ho coure a foc mitjà durant 20 minuts, dividiu-lo en bols petits i serviu.

**Alimentació:** Calories 367, greixos 23, fibra 6,9, carbohidrats 22,1, proteïnes 22

# paella de xai

**Temps de preparació:** 10 minuts
**Temps de cocció:** 25 minuts
**Racions:** 4

**Ingredients:**
- 1 lliura de xai, mòlta
- 1 cullerada d'oli d'alvocat
- 1 pebrot vermell, tallat a tires
- 1 ceba vermella, tallada a rodanxes
- 2 tomàquets, tallats a daus
- 1 pastanaga, tallada a daus
- 2 bulbs de fonoll, tallats a rodanxes
- Pebre negre al gust
- 2 cullerades de vinagre balsàmic
- 1 cullerada de coriandre, picat

**indicacions:**
1. Escalfem una paella amb l'oli a foc mitjà-alt, afegim la ceba i la carn i sofregim durant 5 minuts.
2. Afegiu-hi el pebre vermell i la resta d'ingredients, remeneu-ho, deixeu-ho coure a foc mitjà durant 20 minuts més, repartiu-ho entre bols i serviu-ho immediatament.

**Alimentació:** Calories 367, greixos 14,3, fibra 4,3, carbohidrats 15,8, proteïnes 16

# Porc amb remolatxa

Temps de preparació: 10 minuts
Temps de cocció: 30 minuts
Racions: 4

Ingredients:
- 1 lliura de carn de porc, tallada a daus
- 2 naps petits, pelats i tallats a daus
- 2 cullerades d'oli d'oliva
- 1 ceba groga, picada
- 2 grans d'all, picats
- Sal i pebre negre al gust
- ½ tassa de crema de coco.

indicacions:
1. Escalfeu una paella amb l'oli a foc mitjà-alt, afegiu-hi la ceba i l'all, remeneu-ho i sofregiu-ho durant 5 minuts.
2. Afegiu la carn i sofregiu-ho durant 5 minuts més.
3. Afegiu-hi la resta d'ingredients, deixeu-ho bullir i deixeu-ho coure a foc mitjà durant 20 minuts.
4. Reparteix la barreja entre plats i serveix.

**Alimentació:** Calories 311, greixos 14,3, fibra 4,5, carbohidrats 15,2, proteïnes 17

# xai i col

**Temps de preparació:** 10 minuts
**Temps de cocció:** 35 minuts
**Racions:** 4

**Ingredients:**
- 2 cullerades d'oli d'alvocat
- 1 lliura de carn de xai estofada, tallada a daus aproximadament
- 1 cap de kale, ratllada
- 1 tassa de tomàquets en conserva, sense sal, picats
- 1 ceba groga, picada
- 1 culleradeta de farigola seca
- Pebre negre al gust
- 2 grans d'all, picats

1. **indicacions:**
2. Escalfem una paella amb l'oli a foc mitjà-alt, afegim la ceba i l'all i sofregim durant 5 minuts.
3. Afegiu la carn i sofregiu-ho 5 minuts més.
4. Afegiu-hi la resta d'ingredients, remeneu-ho, deixeu-ho coure a foc mitjà-alt durant 25 minuts més.
5. Posar-ho tot en plats i servir.

**Alimentació:** Calories 325, greixos 11, fibra 6,1, carbohidrats 11,7, proteïnes 16

# Xai amb blat de moro i okra

**Temps de preparació: 10 minuts**
**Temps de cocció: 30 minuts**
**Racions: 4**

**Ingredients:**
- 1 lliura de carn de xai estofada, tallada a daus aproximadament
- 1 ceba groga, picada
- 2 grans d'all, picats
- 2 cullerades d'oli d'alvocat
- 1 tassa de okra, picada
- 1 tassa de blat de moro
- 1 tassa de brou vegetal baix en sodi
- 1 cullerada de julivert, picat

**indicacions:**
1. Escalfeu una paella amb l'oli a foc mitjà-alt, afegiu-hi la ceba i l'all, remeneu-ho i sofregiu-ho durant 5 minuts.
2. Afegiu la carn, remeneu-ho i deixeu-ho coure 5 minuts més.
3. Afegiu-hi la resta d'ingredients, remeneu-ho, deixeu-ho bullir i deixeu-ho coure a foc mitjà durant 20 minuts.
4. Abocar-ho tot en bols i servir.

**Alimentació:** Calories 314, greixos 12, fibra 4,4, carbohidrats 13,3, proteïnes 17

# Porc amb mostassa i estragó

**Temps de preparació: 10 minuts**
**Temps de cocció: 8 hores**
**Racions: 4**

**Ingredients:**
- 2 lliures de carn de porc rostida, a rodanxes
- 2 cullerades d'oli d'oliva
- Pebre negre al gust
- 1 cullerada d'estragó, picat
- 2 escalunyes, picades
- 1 tassa de brou vegetal baix en sodi
- 1 cullerada de farigola, picada
- 1 cullerada de mostassa

**indicacions:**
1. En una olla de cocció lenta, barregeu el rostit amb el pebre negre i altres ingredients, tapeu i deixeu coure a foc lent durant 8 hores.
2. Col·loqueu la carn de porc rostida en plats, aboqueu-hi la salsa de mostassa i serviu.

**Alimentació:** Calories 305, greixos 14,5, fibra 5,4, carbohidrats 15,7, proteïnes 18

# Carn de porc amb brots i tàperes

**Temps de preparació:** 10 minuts
**Temps de cocció:** 35 minuts
**Racions:** 4

**Ingredients:**
- 2 cullerades d'oli d'oliva
- 1 tassa de brou vegetal baix en sodi
- 2 cullerades de tàperes, escorregudes
- 1 lliura de costelles de porc
- 1 tassa de brots de soja
- 1 ceba groga, tallada a rodanxes
- Pebre negre al gust

**indicacions:**
1. Escalfem una paella amb l'oli a foc mitjà-alt, afegim la ceba i la carn i sofregim durant 5 minuts.
2. Afegiu la resta dels ingredients, poseu la paella al forn i coure a 390 graus F durant 30 minuts.
3. Posar-ho tot en plats i servir.

**Alimentació:** Calories 324, greixos 12,5, fibra 6,5, carbohidrats 22,2, proteïnes 15,6

# Porc amb cols de Brussel·les

Temps de preparació: 10 minuts
Temps de cocció: 35 minuts
Racions: 4

Ingredients:
- 2 lliures de guisat de porc, tallat a daus
- ¼ tassa de salsa de tomàquet baixa en sodi
- Pebre negre al gust
- ½ lliura de cols de Brussel·les, a la meitat
- 1 cullerada d'oli d'oliva
- 2 cebes tendra, picades
- 1 cullerada de coriandre, picat

indicacions:
1. Escalfem una paella amb l'oli a foc mitjà, afegim les cebes i els brots i sofregim durant 5 minuts.
2. Afegiu-hi la carn i altres ingredients, deixeu-ho bullir i deixeu-ho coure a foc mitjà durant 30 minuts més.
3. Posar-ho tot en plats i servir.

**Alimentació:** Calories 541, greixos 25,6, fibra 2,6, carbohidrats 6,5, proteïnes 68,7

# Barreja de carn de porc i mongetes verdes picants

**Temps de preparació:** 10 minuts
**Temps de cocció:** 20 minuts
**Racions:** 4

**Ingredients:**
- 1 ceba groga, picada
- 2 lliures de carn de porc, tallada a tires
- ½ lliura de mongetes verdes, tallades i tallades a la meitat
- 1 pebrot vermell, picat
- Pebre negre al gust
- 1 cullerada d'oli d'oliva
- ¼ tassa de xili vermell picant, picat
- 1 tassa de brou vegetal baix en sodi

**indicacions:**
1. Escalfem una paella amb l'oli a foc mitjà, afegim la ceba i sofregim durant 5 minuts.
2. Afegiu la carn i sofregiu-ho durant 5 minuts més.
3. Afegiu-hi els ingredients restants, remeneu-ho, deixeu-ho coure a foc mitjà-alt durant 10 minuts, transferiu-los als plats i serviu-los.

**Alimentació:** Calories 347, greixos 24,8, fibra 3,3, carbohidrats 18,1, proteïnes 15,2

# Xai amb quinoa

**Temps de preparació: 10 minuts**
**Temps de cocció: 30 minuts**
**Racions: 4**

**Ingredients:**
　　1 tassa de quinoa
　　2 tasses de brou de pollastre baix en sodi
　　1 cullerada d'oli d'oliva
　　1 tassa de crema de coco
　　2 lliures de carn de xai estofada, tallada a daus
　　2 escalunyes, picades
　　2 grans d'all, picats
　　Pebre negre al gust
　　Un polsim de flocs de pebre vermell, triturat

**indicacions:**
1. Escalfeu una cassola amb l'oli a foc mitjà-alt, afegiu-hi les escalunyes i els alls, remeneu-ho i salteu-ho durant 5 minuts.
2. Afegiu la carn i sofregiu-ho durant 5 minuts més.
3. Afegiu la resta d'ingredients, remeneu-ho, deixeu-ho a foc lent, reduïu el foc a mitjà i deixeu-ho coure durant 20 minuts.
4. Divideix els bols de mescla i serveix.

**Alimentació:** Calories 755, greixos 37, fibra 4,4, carbohidrats 32, proteïnes 71,8

# Paella de xai i bok choi

**Temps de preparació:** 10 minuts
**Temps de cocció:** 30 minuts
**Racions:** 4

**Ingredients:**
- 1 tassa de brou de pollastre baix en sodi
- 1 tassa de pak choi, triturat
- 1 lliura de carn de xai estofada, tallada a daus aproximadament
- 2 cullerades d'oli d'alvocat
- 1 ceba groga, picada
- 1 pastanaga, picada
- Pebre negre al gust

**indicacions:**
1. Escalfeu una paella amb l'oli a foc mitjà-alt, afegiu-hi la ceba i la pastanaga i sofregiu-ho durant 5 minuts.
2. Afegiu la carn i sofregiu-ho durant 5 minuts més.
3. Afegiu-hi la resta d'ingredients, deixeu-ho bullir i deixeu-ho coure a foc mitjà durant 20 minuts.
4. Posar-ho tot en plats i servir.

**Alimentació:** Calories 360, greixos 14,5, fibra 5, carbohidrats 22,4, proteïnes 16

www.ingramcontent.com/pod-product-compliance
Lightning Source LLC
Chambersburg PA
CBHW071432080526
44587CB00014B/1812